谷晓红 著

# 养生有方

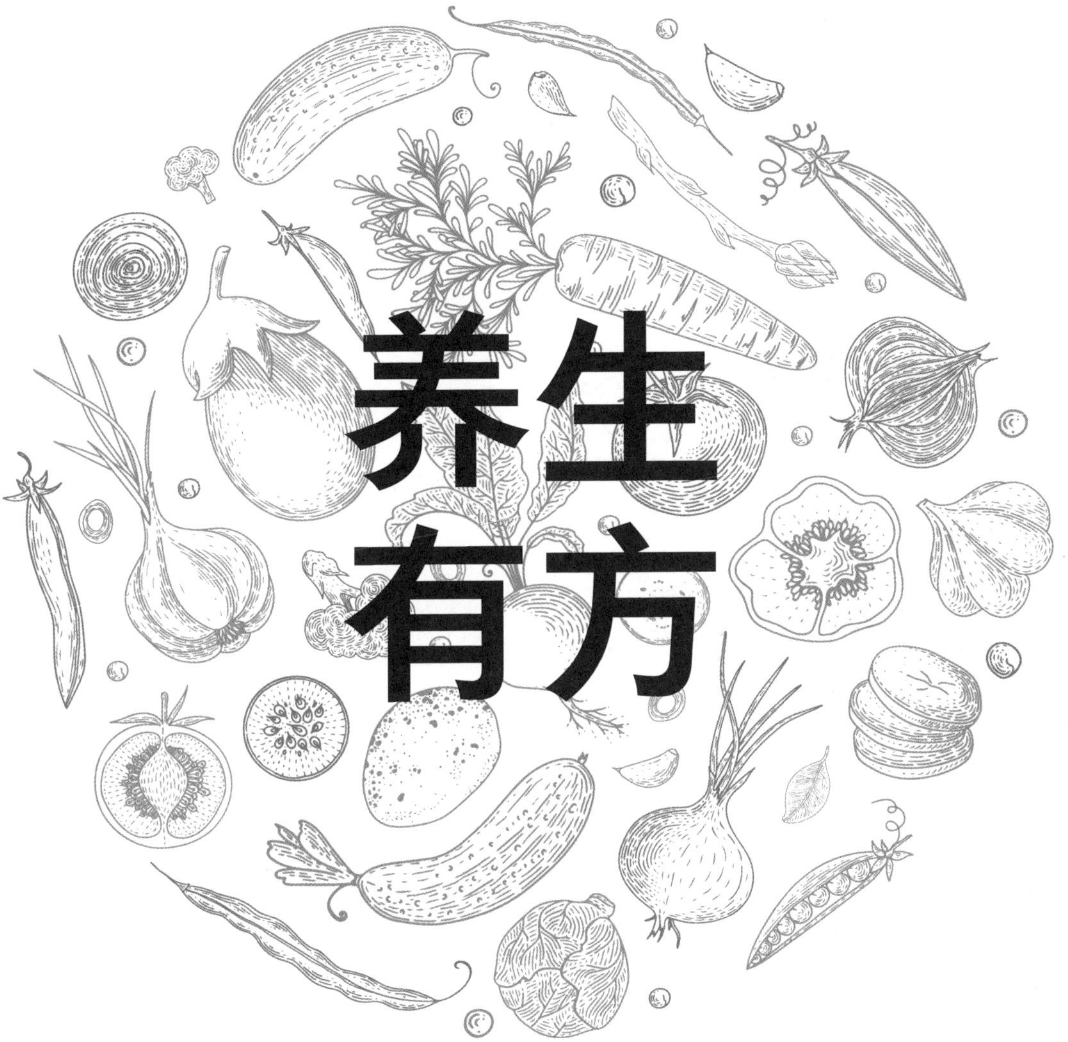

人民卫生出版社
·北 京·

图书在版编目（CIP）数据

养生有方 / 谷晓红著．-- 北京 ： 人民卫生出版社，2025. 9. -- ISBN 978-7-117-38475-9

I. R212

中国国家版本馆 CIP 数据核字第 2025SL7369 号

养生有方
Yangsheng Youfang

著　　者　谷晓红
出版发行　人民卫生出版社（中继线 010-59780011）
地　　址　北京市朝阳区潘家园南里 19 号
邮　　编　100021
E - mail　pmph @ pmph.com
购书热线　010-59787592　010-59787584　010-65264830
印　　刷　河北宝昌佳彩印刷有限公司
经　　销　新华书店
开　　本　710×1000　1/16　　印张：14.5
字　　数　169 千字
版　　次　2025 年 9 月第 1 版
印　　次　2025 年 9 月第 1 次印刷
标准书号　ISBN 978-7-117-38475-9
定　　价　59.00 元

打击盗版举报电话　010-59787491　E- mail　WQ @ pmph.com
质量问题联系电话　010-59787234　E- mail　zhiliang @ pmph.com
数字融合服务电话　4001118166　E- mail　zengzhi @ pmph.com

# 自序

现在，健康与养生越来越成为人们生活中离不开的话题。老朋友相见，最关注的就是对方的健康。逢年过节一家子相聚，如何养生也会成为一家人的共同话题。而我作为一名医学教育工作者和临床医生，就要和各位朋友在这里聊聊健康与养生。

当你打开这本书，会发现这与你以往读的书不同，与学业、事业、职业都没有直接关系，但又与它们紧密相连，因为这与您的“本钱”有关，离开身体这个“本钱”，一切都无从谈起。

健康不仅需要科学的方法，更需要适合你的方法。《养生有方》这本书向你介绍的方法是我个人的养生研究所得，也是行之有效的经验之谈。这本书的第一版从构思到成书，用了整整6年。现在我还能清清楚楚记得，2008年，我参加了第29届奥运会志愿者服务的组织管理工作，北京中医药大学有约2 000名学生参与奥运志愿服务工作。2008年5月4日在团市委举办的首都五四青年节和奥运志愿者动员会上，时任北京市委书记刘淇眼看着站了半小时就晕倒了的学生，眼里充满了关切和忧虑，他担忧的是这些“80后”学生们的身体状态，能否承担起3个月后的奥运志愿任务。时任共青团北京市委书记的刘剑同志来到北京中医药大学时也说起此事。我建议他，为了让百万志愿者在酷暑季节完成繁重的服务工作，首先要对他们进行保健知识和防病方法的培训，以保证志愿者的身心健康。就这样，我有幸成为志愿者暑期保健培训精品课的培训专家，于是在赶制教材、教学光盘之后，我培训了志愿者骨干上万人，还带领团队编制了一套中华传统健身操。在科技奥运、文化奥运活动中彰显了中国中医药养生文化的风采，获得了海内外朋友的称赞。在此基础上，我陆续开始举办一些养生保健的讲座，从面对校内学生的讲座到参与北京市留学生的中国文化之旅；从干部培训到社区健康大讲堂；从开设健康养生的微博到中央人民广播电台《中国之声》中的播讲；从国内一直讲到德国、意大利、日本、俄罗斯等，每次都会受到听众的热烈欢迎，我找到了作为医学教育工作者的独特价值。

在讲座后，有很多人会问我有没有一本书作为参考，因为听众们觉得我讲授的很多内容很实用，但是没有来得及记下来。问的次数多了，也就促使我开始整理讲稿，并逐步完善内容，于是就有了这本书。

书中内容分为两大部分，一部分是结合实例谈健康的理念，这部分会使大家对生命的理解更加全面，并提高了大家对健康的重视。另一部分是具体的养生方法，是具有科学性、实用性、文化性的。

《养生有方》一书问世十余载，得到了许多朋友的欢迎。在此期间，我带着健康讲座上了教育部的“国家智慧教育公共服务平台”，成为了中国教育电视台的常客，也与蒋朗朗、李天罡等一批同事将中医药文化再一次展现到冬季奥运会的舞台上，创建了“10 秒”中医药体验馆，实现了中医药文化之花在双奥会绽放。尤其在传染病流行期间，我们为广大民众预防、治疗、康复服务发挥出中医药养生保健独特作用。

本次修订，我做了许多完善补充，目的是更好地为大众的健康服务。让我们设想一下，在这样一个情景中打开这本书——几位老朋友相聚，远离尘嚣和喧闹，伴随平静和安宁，在平和心境下，沏上一壶陈年老茶，谈天论道，聚焦一个永恒的话题，那就是健康和养生。朋友们，我们的话题就从这里开始吧。

谷晓红

2025 年春于北京

# 目录

# 第一部分

# 健商与健康规划

智商、情商，您知道健商吗?

您离健康有多远?什么是健康?

可以随时了解自己的身体现状吗?

已病、欲病和未病，您处于哪类情况?

不同的人证态各异，养生方法也不相同

健康管理第一步，明确健康四要素

人体生病的主要原因

人的生命是一条曲线

重塑我们的生命观

整体观念、辨证论治是中医的核心思想

养生之“养”的含义

智商、情商，您知道健商吗？

朋友，也许您是一个有着丰富阅历的人，是一位成功人士，在商界、政界，或在学术界，您的成功证明了您有很高的情商、智商，但是您了解健商吗？许多平凡的人健商很高，您的健商是高还是低呢？您离健康有多远？您有人生的规划、职业的规划，但您做过健康规划吗？

健商是指人本身的遗传体质状态、对生命与健康的认知，以及身心健康的自我规划与管理的素质、能力和水平。

健商与先天的体质基础、后天的学习以及自身的修养密切相关，更与情商、智商有关。健商比情商、智商更重要。情商、智商是健商的基础。健商的发展为情商、智商提供了保障。

健商的高低影响健康水平，也影响着人们的生活和事业。高健商是一个人成功且可持续发展的保障。健商所包括的基本内容如下：

**1. 人的遗传体质状态** 父母的基因好，子女的遗传体质状态一般也会比较好。遗传基因虽然不是健康的决定性影响因素，但的确起着重要的作用。

**2. 对生命与健康的认知** 包括对生命的态度，健康的意识与理念，对健康的知识和方法的了解情况；对影响健康的自然环境、社会环境等相关因素的认识。

**3. 对生理、心理状态的感觉与判断** 在日常生活中细心体察身心感觉，判断自我的健康状态。

**4. 自我健康规划与管理** 包括健康的规划、目标；自我评判健康的能力；储蓄健康的能力；把控、调整身心状态的能力；预防疾病、选择疾病治疗方法的能力等。

# 您离健康有多远？什么是健康？

老朋友好久没见了，相见时最常见的问候语就是身体怎么样？逢年过节，在家庭的聚会中，大家的共同话题或核心话题更离不开健康。

那么，您知道什么是健康吗？

一般人认为，平常我们做体检的时候，指标都是正常的，这就是健康。实际上，这种认识是不全面的。中文的“健”与“康”包括两方面的含义：体壮曰健，心怡曰康。就是说，健康不仅指吃饭香、睡觉实、大小便通畅，或者各项检查的化验指标是正常的。这些只是健康的一个方面。健康的另一方面，即“康”字的意思，是指心情好，很开心地去工作和生活，即心怡才叫作康。所以体壮、心怡构成了健康的生理和心理这两方面的含义。

世界卫生组织（WHO）在 1948 年也对健康作了一个比较明确的定义，即健康不仅仅是没有疾病或者不虚弱，而且躯体、精神和社会适应能力完整且良好的状态才构成健康的全面定义。

没有疾病，大家容易理解。比如体检时，血常规、血糖、血脂等指标没有向上的箭头，也没有向下的箭头，或者没有呈阳性的指标。在做胸片、心电图，还有彩超、CT、核磁等检查时，也没有发现异常。也就是说，没有发现躯体上的明显疾病。我在临床上发现，虽然有些人并没有显现出指标上的异常，但是他实际上还会有一些其他的身体不适。例如，我经常在临床上见到一些这样的患者，他们的指标都是正常的，但总是感觉浑身有一种说不清道不明的不舒服，工作的时候总是觉得精力和体力不支，或者睡眠总是不好，会有气短、心慌、出虚汗的症状。甚至有一些女性患者月经量变少或周期不规律，这种情况可能就属于不健康的状态了。

还有一些非健康人群，表现为社会适应能力不好。举个例子，有位患者在单位里工作能力不错，还担任主管的职务，在生理上有很好的体力，但他在人际交往当中总会出现一些问题，常常心烦、心急，甚至很焦虑，有时为了一个文稿的错别字就把部下骂得狗血淋头，同事们都希望他出差，因为只要他在，就会把一些矛盾搞得非常激化。其实，他表现出来的人际关系紧张，也是一种疾病的体现，是健康出了问题。这时候我就建议吃中药调理，效果很好。也有些女性患者在家庭当中总是表现得比较急躁，多疑多虑，情绪像小孩的脸、六月的天，说变就变，唠唠叨叨，搞得家里人都不舒心，自己还觉得很委屈。实际上，这些人就是没有适应环境的一种状态，也是属于非健康人群。

医学上一般认为，健康包括多项判断标准，如人的精力、对待环境的态度，以及睡眠等。睡眠是反映健康状态的一个非常重要的指标。此外，还有应变能力以及免疫力。比如，有的人在一个冬天就感冒了好几次，即便他们身体的检测指标不一定有阳性的表现，但他的免疫力肯定是下降的。所以，免疫力也构成了衡量身体健康与否的一个非常重要的标准。

还有一个方面，大家应该比较重视，就是体重。体重过重或过轻都是疾病发生的基础。另外，视力和牙齿的变化，以及头发和肌肉的变化也都是疾病的表现。临床上，我见到很多患者的疾病是可以被确诊的，但也有很多患者没有可以被明确诊断的疾病，这些人通常被叫作亚健康人群。

# 可以随时了解自己的身体现状吗？

我自己怎样知道我的状态是健康还是不健康？我不可能 1 个月做一次体检，而且我周围有人体检虽然没有大问题，但已无法正常工作了，这样的人是否该去看医生呢？

十五项健康测试：一站了解你的身体现状。

我会结合临床的一些实际情况，介绍健康人应具有的十五项生理特征。大家根据这些特征就可以做一个健康的自我评判，可以经常自测。在这十五项指标中，看看您在什么状态？差在哪里？

## 第一，眼睛有神

形容眼睛，我们经常用一个成语叫“炯炯有神”。这个“有神”不单指眼睛的亮度，更重要的是指全身状态的局部表现，这也不单指一种精神的状态。从医学角度来说，是因为人的“精”与“气”，或者说生理和心理都达到了一种和谐统一的状态，并且表现在外，即脏腑的阴阳气血都非常和谐、旺盛，才能在眼睛上表现出非常有神的状态。我经常在临床上看到有的患者眼神飘移，不能聚精会神，这就是神疲或少神的特点。尽管他也照常上班、照常生活，但处事缺乏激情与动力，待人也缺乏热情，说话有气无力，还特别喜欢闭眼睛。

## 第二，呼吸从容

一般来说，呼吸从容，不仅指在平地行动时呼吸得不快不慢，也包括上三四层楼梯以后，气息仍是均匀的。若是气喘吁吁，则说明气力不足，肺气、心气或胃气等不足。有这种表现的人测肺功能，指标大多数是正常或偏低的，但仅凭这个症状并不能被确诊为患有某种疾病。当然，心脏病、肺气肿、肺心病、肝病和肾病等也常会有这样的表现。有一位女性患者，家住三层，却总要等着乘电梯上楼，在问诊时发现原来她月经异常，出血多，同时气短严重。我让她去化验血常规，才发现她的血红蛋白只有 70g/L，她之前竟然不知道。所以，重视呼吸这一点，也是你判定自我是否健康的一个指标。

## 第三，二便正常

二便正常是健康人的一个非常重要的生理特征。

一般来说，一个健康的人每天有一两次大便，如果说你一天有三五次大便，或者有的人三五天才解一次大便，那恐怕都不能叫健康。因为肠道的问题可以表现在大便的异常上。有上述表现的人，检查大肠和小肠时不一定会发现明显的疾病，但时间长了，这种小问题就可能导致疾病。

比如大便干的人，脸上容易长痘和疱疹等，还有一些患者如果几天没大便，就像变了一个人，脾气大，甚至晚上睡觉都睡不好。这种情况对有冠心病的人更危险。我一位好朋友的妈妈平时忽视了自己大便干的问题，上厕所解大便时一用力，心脏的血管供血不足，发生了“心梗”，没有抢救过来，所以说大便无小事。

小便呢？一般来说，一个人在白天，两个小时左右就要去一趟厕所，如果三四个小时才上一次厕所，或者喝点水就要上厕所，那就说明肾气功能不太强。这与西医的肾功能无关。换句话说，如果去检查血液里的肌酐、尿素氮都是正常的，但这属于肾气虚或脾胃之气虚。如果不注意，也许今后就会比别人更早进入疾病状态。

我在临床上见到一些年龄偏大或是中年有“早衰”表现的患者，就会出现“起夜”的状况。如果说你现在还是四十来岁正当年，但每天晚上要起夜一次甚至更多次，也就是说你总是频繁起夜，那么从中医学的角度来说，是因为你的肾气已经虚弱。当然，偶尔因为晚上睡前喝水多，或喝啤酒、品茶而造成的起夜是正常的反应。有一位 32 岁的女性患者，她的主诉问题是月经少，在问诊时她告诉我，她每晚要起夜 3 次，在我的询问中发现，她曾做了 4 次流产，这是造成她肾气虚的原因。

当然，我们都知道，晚上起夜，对于两类人相对来说是正常的，一类是婴幼儿，他们晚上还要用尿布或“尿不湿”，而且要换好几次。这是正常的，为什么呢？因为在整个生长过程当中，婴幼儿（一般在 3 岁以前）的肾气尚未充盛。但如果他们五六岁甚至十几岁还尿床，就必须治疗了，临床常见的病机是胃肠积热，下移肾膀。我在临床上见过不少这样的孩子。另一类晚上起夜的是老年人群。老年朋友们到了一定的年龄，肾气开始逐渐衰弱，肾不能很好地主司二便。那么，这时候他们的气化功能就不好了。因此，会表现出夜尿更多的状态。身体好些的时候，他们的小便次数就会减少些。

## 第四，脉象缓匀

可以借助医生对你脉象的诊断，也可以尝试自己按压脉搏来感受。健康的脉象应该是缓和的，不快不慢而且是非常整齐有节律的，这表明你的心脏是健康的。心脏的血管供血不好、心脏形态改变，或神经失调和功能性改变，都可见缓慢、快速或不齐的脉象。

## 第五，形体壮实

肥胖是很多疾病的一个基础性问题。在肥胖基础上，易导致高血压、高血脂的问题，还有糖尿病以及脂肪肝，甚至肿瘤等疾病。所以，如果你的形体是肥胖的，那一定不是健康人的特征。除了肥胖是不健康的，其实我们有的时候也容易忽视另外一个不健康的形体特征，那就是瘦。这点尤其值得年轻的女性朋友高度重视。到底骨感美是健康吗？回答是否定的，不健康。从医学的角度来说，“骨感美”的人气血往往是不足的。我在临床上见到的一些女孩子，一天只吃两个西红柿、一根黄瓜，她们来看病时瘦得皮包骨头，这都是气血不足的表现。她们月经的经量往往也会有所减少，月经期也会缩短。每当这个时候，我都会劝这些朋友，不能以牺牲健康换取体形的苗条，骨感美并不是健康。在欧美一些国家，特别瘦的模特是不允许在面向公众的广告媒体上曝光的，就是怕误导青少年一味地减肥瘦身。

## 第六，面色红润

我们每个人都有这样的经历，久别的朋友，一见面先寒暄说你最近气色不错。这是我们早已把面色红润作为健康的一种表现，这确实是有科学道理的。面色红润，并不只代表面部的问题，更重要的是代表体内脏腑气血充盛，于头面部表现出来。反过来说，一个人不健康，面色也自然就不会是红润的。所以面色是内在脏腑健康的一个非常重要的外在表现，所谓“有诸内者，必形诸外”。所以，这也是让我们能比较容易地判断出一个人到底健康不健康的标准之一。在普通人群中，有些人面色没有光泽，有的人面色苍白、发青，或发黑（排除日晒的因素），还有的人脸上油腻腻，像永远洗不干净似的，有的人脸上经常长痘痘，还生出淡淡的黑斑……这些影响的不仅是容貌，更重要的是反映出身体已经不健康了。此外，身体其他部位皮肤瘙痒，或起小水疱，或者过敏起风团，都是内在不健康的外在表现。

### 第七，牙齿坚固

什么样的人牙齿是不完整或不坚固的呢？一般来说，小孩子一般在出生后 6 个月左右才开始长牙，之前没有长牙实际上是肾精未充。那么，牙齿跟肾有什么关系呢？早在两千多年前的中医医学文献当中，就讲述了：人体中的肾是主骨骼的。那么牙齿是“骨之余”，它是一种骨的延伸。所以，牙齿没有开始长就说明肾精未充。随着身体生长发育，加上辅食营养不断丰富，肾精得到后天滋养，牙齿也开始长出来了。我们的老年朋友们由于肾精衰弱了，就开始掉牙，有的时候并没有吃特别硬的饭，一块儿牙就掉下来了，所以牙齿的问题绝对不是单纯的口腔科问题。从中医学的整体观念角度来说，是因为肾主骨，齿为骨之余，这种病理的变化就会导致牙齿的问题。因为肾有一些虚弱了，不能主骨，牙齿也就脱落了。所以，我们经常和大家讲牙齿有问题不仅要去看口腔科，还要去看内科，要调整脏腑的气血，才能坚固牙齿。我见到许多患者查出别的身体问题，而且发现牙龈萎缩，这就需要全面调整身体了。我遇到一位 53 岁的患者，牙痛得不能吃饭，咬食物就像咬棉花一样，吃牛黄清胃丸之后大便就变稀了，去口腔科却没查出毛病来。我看到他的牙龈都萎缩了，牙齿也掉了三颗，就让他吃知柏地黄丸来滋补肾阴，清降虚火。他仅吃了 1 周时间，牙就不疼了，不过牙龈需要更长时间的调治。

## 第八，双耳聪敏

中医学认为肾主耳。有的人耳鸣或听力下降，西医也无法诊断到底是什么病，可能会解释为“神经性”的。中医认为虚者肝肾不足，实者肝胆火盛，阳亢于上，或心肾不调，都可能出现上述表现。在临床上最常见的一种情况是由于长期工作紧张忙碌，睡眠不好，同时出现了耳鸣。有的人是低调耳鸣，有的人是高调耳鸣，如果不及时放慢工作节奏，减轻工作压力并及时治疗，就会进一步加重听力下降的问题。

## 第九，腰腿灵便

腰腿由骨骼、筋脉、关节、肌肉等组成，这都与脾、肝、肾有关。脾主肌肉，肝主筋脉，肾主骨。关节是诸多筋脉汇合之处，有许多人做骨骼影像检查并不能诊断出异常，但经常感到腿软腰酸，这就与劳倦伤脏有关。久坐伤肾，坐办公室的人容易伤及肝肾而出现上述症状。

我时常想，人类仅仅是大自然的一种生物，只不过自认为高级了一点，如果把每个人都比作是一棵生命之树，与自然界的树就可以作对比理解。自然之树，一年四季循环往复地出现生、长、化、收、藏的变化。在北方，四季分明，进入秋季，树叶落了，进入冬季，树叶、树枝枯萎，叶、枝落地归根，化为养分，开始储藏，以备来年春季新芽的萌发。人这棵生命之树也如同自然界的树一样。当生命进入“秋冬”，就像秋季树会落叶，树枝会枯萎，人老了也会脱发、掉牙、骨关节疼痛酸软、抽筋，或者手足麻木等一样。如果一个人还年轻，还在生命的“夏天”就显现上述表现，就不能算健康状态了。

## 第十，声音洪亮

有人讲话声音小，有人讲话声音大，可能是习惯的原因。如果说你讲上半小时的话就上气不接下气，声音开始变低，那么从医学角度而言，这也不完全是一种习惯的发音问题，而可能是你中气不足。中气足的人说话声音是非常洪亮，很有底气的；而中气不足的人，他的声音通常是很没有底气的。中气是非常重要的脏腑的气血表达形式，尤其是歌者、播音员或教师，最需要补中气。讲话多的人容易中气不足，所谓“言多伤气”。例如气虚的人，一般唱歌高八度是上不去的。

## 第十一，须发润泽

如果说，在年轻时即出现“少白头”，或者到中年的时候就开始脱发非常明显，那么恐怕这就不是一个健康的特征。从医学的角度来说，头发也是“血之余”，就跟刚才说牙齿是“骨之余”一样。所以，头发与脏腑气血的化生充足不充足，或血分有无病变有很大的关系。有的人由于血分有热或血虚就会出现白头发。

## 第十二，食欲正常

食欲也是非常重要的健康特征表现之一。正常人每天至少需要吃三顿饭，如果说只是一顿饭没有食欲，还不能称其为一个不健康的特征；但如果是长时间觉得“每天吃饭好像是完成任务”，或者一直吃的量非常少，那说明你的胃的受纳功能有问题了，这是一种不健康的表现。当然，如果你告诉我说“我每顿饭都吃得特别多，我食欲特别亢进”，那可能也是很多疾病的一个表现，比如甲亢、抑郁症、糖尿病等，当然这也是不健康的特征。也有的人吃完饭，胃就不舒服，或腹胀，或稍不注意，多吃一点就长胖了，那也不健康。

### 第十三，情绪稳定

现代人面临着社会、家庭那么多事情，很多外界的刺激都可能会导致我们的情绪有一些不稳定，但只要是一时性的，短则数小时就能调节过来，长则几天就能恢复的，都算健康。如果你的情绪在数日甚至数月内都不稳定，焦虑也好，忧郁也好，并且长时间如此，已经持续一个星期、一个月，甚至半年，那就不能称之为健康了。

### 第十四，记忆良好

如果说你现在年纪轻轻就总是忘事儿，总要身边带一个小的笔记本记上今天有几件事，那恐怕也不能作为健康的一个特征。出现这种情况说明你大脑功能下降了。

### 第十五，睡眠良好

一般来说，成人睡眠达到 7 个小时，儿童睡眠达到 9 个小时就比较充足。而且，入眠快，没有做梦或做梦但不记得梦的内容，中间不容易醒，说明睡眠质量好，反之就不够健康。长期睡眠不好，也可以伴发许多疾病。

根据这十五项生理特征，大家可以对自己进行一下测试。

年轻人应该更健康，年长者随着岁月流逝，健康水平会逐年下降。如果说你 40 岁，有一二项异常，还说得过去，值得鼓励，说明你有比较健康的生活方式。如果有三四项异常，则健康状态处于“黄灯”，就需调整。若超过五项异常，就亮“红灯”

了，需改进健康状态。健康状态亮“红灯”的朋友应该好好做一下自我回顾、反思，确定下一步该怎样调整好你的健康状态，看看自己是否需要把健康列入你的生活工作计划当中去。

这样一个十五项的生理特征，归纳起来有着三个基本的支撑条件，就是我们经常讲的“精、气、神”。健康状态表明精充、气足、神爽。精血是充盛的，正气是充足的，才能达到神情的爽朗，所以“精、气、神”的共同发展才能维持健康的生理状态。

# 已病、欲病和未病，您处于哪种情况？

有人习惯将人划分为富人或穷人，也有人习惯将人划分为领导或员工，在医生眼里，人是以健康与否来划分的。那么，你是哪类人？

从中医学的角度来说，人被分成了三种状态，也就是三类人。

## 第一种状态是“已病”

“已病”是说已经有了明显的身体问题，一些检查指标也是阳性的，可能是高血压、糖尿病，也可能是动脉硬化，或是慢性的肾病、肝病，癌症，等等。

## 第二种状态就是“欲病”

“欲病”是快要得病了，目前还没有明确的疾病，在体检当中，可能没有明显的阳性指标，但是自己感觉到有一些不适，比如早晨不想起床，起床有些乏力，或者是坐在椅子上或沙发上时总想把脚放在高处才会觉得更舒服。有一些朋友喝点儿浓茶或咖啡才能感觉兴奋一些，还有的人睡眠质量不高，睡不着或者睡的时间长，但起床后仍觉得很累，只爬三四层楼梯就会出现气短、心慌、腿软。那么，这些可能都说明身体在“欲病”这样一个状态。“欲病”状态的人其实很多，包括我们经常说的慢性疲劳综合征，比如说，总感觉眼睛疲乏的，总是昏昏欲睡，或者是精力不集中，一个人老是发呆，有的时候在工作时又不愿意与客户见面，不愿意与别人说话，或者一开始工作就感觉心烦意乱，这些可能也都说明你在“欲病”的状态里。当然，一部分人还有一些临床的症状，比如四肢肌肉总是酸疼，有的时候可能会心慌、胸闷，但是查心电图却没有发现问题，或者常常容易感冒，还有就是消化系统总是时好时坏，有的人可能有下肢浮肿，但反复查尿都没问题等，这恐怕也在“欲病”这个状态。“欲病”状态的人在群体中是占相当大的比例的。根据《中国居民营养与慢性病状况报告（2020 年）》现在亚健康的人群在中国已经达到百分之七十了，越大的城市中的亚健康比率越高，尤其是脑力劳动者和青年奋斗者，这都是需要我们高度关注的。

## 第三种状态是“未病”，为最理想的状态

这个未来的“未”就代表着还没得病，也就是处在健康状态。中国的先贤说“上医医未病之病”，大家听着可能有点拗口，意思就是最高明的大夫是着眼于调整身心的，让人体保持“未病”的状态，也就是保持健康状态，这是最高明的大夫；“中医医欲病之病”，能调整欲病状态，这样的医生才是中等水平。“下医医已病之病”，这句话的本义不是说治病的大夫都是“下医”。这句话的意思是：我们如果等着这个病已经生成了再去治，实际上面对疾病的医生，很多时候是非常无奈和遗憾的。医学从来不是万能的，所以从这个角度看，医生并不愿意看到更多的患者，而是更愿意去做一些“中医”和“上医”的工作，因为“上医”的工作就是维护健康养生的医学，做的是未雨绸缪、防病于先的工作。“中医”实际上是早期干预的预防医学，这叫防微杜渐，欲病就萌，在疾病的萌芽阶段，如果已经是灰色状态了，就要把它拉到健康状态，也就是未病状态。下医，就是治那些已经得了的病。“已病”也要早治，而且还要防止传变，比如

糖尿病本身不可怕，但如果合并了肾病、心脏病就不好了，高血压引发脑出血则更严重，甚至会让人失去生命。

总之，人群的健康状态可分为三类：一、未病者，健康状态；二、欲病者，亚健康状态；三、已病者，疾病状态。每个人在不同年龄和时间段会有不同状态，三个状态之间具有联系。未病者不保持健康状态就可能发展成欲病者，欲病者不进一步改进，也可以发展成已病者。反过来，已病者通过调治，可以被逆转为欲病者或未病者。大多数“欲病者”都有可能被调整到未病者的健康状态。

◎作为人，应该把握自己的命运，健康与疾病也同样需要自己掌控，如何设计好养生的思路呢？以下文字不能不看！

每当身边的许多朋友来找我看病，其实，我的心情都很复杂。很多人认为，有人这么信任你，挂了这么多号，你能看这么多患者，应该觉得很骄傲，可实际情况并不是大家想的那样。我经常说，我不希望在诊室看到你们，因为你们只有病了才会到诊室来。我更希望你们能够听听我的健康建议，少找我，甚至永远不找我看病，这是我做医生最理想的工作目标，我想也是每一位医生的愿望。

理想是丰满的，现实是残酷的。美国心脏协会曾有个生动的比喻：如今的医生都集中在一条洪水泛滥的河流的下游，拿着大量的经费，研究着打捞落水者的先进工具，同时苦练打捞的本领。结果，一大半落水者都死了，被打捞上来的也是奄奄一息的。更糟糕的是，落水者与日俱增，越捞越多。事实上，与其在下游打捞落水者，不如在上游筑牢建堤，让河水不再泛滥。作为医生，我们不能等着人得病，而应防患于未然，避免更多的人“落水”。有专家预言，未来几十年中，慢性病在中国将出现“井喷式”暴发，所以从国家层面提出“健康中国”战略。2022年，我国慢性病的卫生费用占了卫生总费用的70%，而这些慢性病大多数是可以预防或早期干预的。要把“医保”变“健保”，将“末端治理”变“源头治理”。

关于治未病的认识，中医学在两千多年前就提出来了，可见这是有非常悠久的历史的。世界卫生组织（WHO）指出，21世纪的医学已经从“疾病医学”向“健康医学”发展。21世纪的医学，整体应从重治疗向重预防发展，而治疗应从针对病原的对抗治疗向整体治疗发展。我们在临床已发现，有些感染性疾病，尤其是针对一些病毒的感染性疾病，特效药、抗生素并不是万能的。我们不能总是针对病原进行对抗治疗，有的时候确定治疗方案还需要依这个人抵抗力的情况而定，如他的消化系统怎么样，他的饮食怎么样，整体状态好了，就可以抵御病原微生物在人体当中的滋生和传播，减轻病情。换言之，有的感染会进一步加重，用许多抗生素都无效，甚至造成菌群失调，这是因为患者的整体功能，包括代谢、循环、免疫等系统功能都下降了。所以，治疗疾病从局部走向整体的思路很符合中医学治病的思路。在一些传染病流行期间，中医药治疗思维是“一病一方”与“一人一方”结合，取得明显疗效。

21世纪的医学，还要从重视对病灶的改善向重视人体生态环境的改善发展。病灶的改善，比如说对肿瘤患者，我们有的时候需要当机立断地把肿瘤切掉，但有的时候就不能以对抗这个病灶作为主要的治疗思想和手段，要考虑到这个人的生态环境到底怎么样，切了这个肿瘤能不能起到更好的改善身体整体状态的目的。中医学讲扶正祛邪，有时邪去了还会再来，因为正气没有强盛，肿瘤切除手术做了，但后来又复发甚至转移了，也是生态不良所致，这是需要我们进一步探讨的。

除了人体生态环境的改善、发展，还要重视人的精神状态的调养，做到身心综合治疗、发展。我可以自豪地告诉大家，我们传统的中医学就是最讲究综合，最讲究整体和系统的，从强调医生的作用转向重视患者的自我保健作用，以患者为中心，发挥民众在健康方面的主观能动性。我们今天要强调的是重视患者的自我保健，亚健康的人群和健康的人群该怎样从自我保健开始做起。

不同的人证态各异，养生方法也不相同

经常有朋友问，我已经知道了我是否健康，我还想知道我是哪种具体的证候状态，应该怎么办呢？

就像每个人的气质类型不同，选择的服装风格也不同，人的健康色系叫证态。所谓证态，即人的个体所处的证候状态。经过多年研究，有学者发现人的个体证候状态是疾病发生的内在条件，也是辨证以养生的前提。改善身体的状态与条件，人们就能少得病，更好地保持健康状态。不同的证态，养生的方法也是不一样的。

下面，就让我来谈谈健康与健康的证态。

## 第一种是健康色系

健康色系是什么样呢？一般来讲，我们从外观上看这个人的形体是匀称健壮的，性格是随和开朗的，肤色是润泽的，头发是稠密有光泽的，目光是有神的，精力是充沛的，患病较少，对环境的适应能力较强。这就是健康状态的特征。

## 第二种是白色病态色系

气虚者一般来说会有什么样的表现呢？

以往有朋友会问："我家里有好多人参，到底适合不适合我吃？"气虚的人可以吃人参。白色病态色系的人的肌肉是松软的，性格内向，情绪不稳定，说话气短懒言，精神不振，容易疲乏，而且经常出虚汗，容易感冒，不耐受寒热，天冷的时候怕冷，天热的时候又怕热，舌头边缘会有齿痕（牙印），舌头颜色淡，这都属于气虚的表现。

白色系里还有阳虚者，阳虚和气虚不一样，阳虚是什么表现呢？

阳虚的形体是白胖的，大家可别以为“这个人白胖白胖的，挺健康”，他其实可能是阳虚。外形白胖，沉静内向，怕冷，别人才穿一件羊毛衫时，他已经穿羽绒服了，而且喜欢热食，从来不敢吃凉的东西，毛发易落，脱发比较明显，平常大便总是稀的，容易拉肚子，不耐寒热，怕吹空调，舌质颜色淡，舌苔是水滑的，舌边缘还有齿痕。

白色系里还有血虚的，面色苍白，下眼睑和结膜也是淡白色的，容易头晕，吸收不好，吃得不够营养，或者出血过多。这种人做血常规检查会发现自己的血红蛋白经常偏低。

## 第三种是红色证态

红色证态属于热证态，分为虚热与实热。

虚热有什么表现呢？虚热者形体一般是瘦长的。我们说瘦人多火，是阴虚内火，吃什么、吃多少都不长胖。阴虚者可能会表现为性情急躁，面部潮红，外向好动，手足心热（手心脚心摸着都是热的），睡觉时喜欢把脚伸到被子外面，喜欢把手放在凉快的地方。还有口燥咽干，尤其是晚上会觉着嗓子干，必须在床头柜上放一杯水。这些情况多由于阴虚，津液不能上承于口。另外，喜欢喝的东西是凉一些的，而且不耐热，舌头瘦而且红，舌苔较少，或者有裂痕，或者为地图舌。这些表现跟阳虚是相对的。而实热者，经常容易上火，长口疮，咽喉肿痛，“犯痔疮”，喜欢吃辣椒、煎炸食品、羊肉，脾气大，睡觉咬牙，还有口臭、大便干、小便黄以及舌头红苔黄的状况。

## 第四种是紫色证态

此证态多属于体内有瘀血，一般来说是瘦人居多，而且性格内向，易郁闷，急躁健忘，面色通常都很晦暗、不鲜活，面部有斑，容易出现疼痛症状，不是头疼就是肩疼，不是胸疼就是肚子疼，或者女性常痛经，月经的颜色一般是紫黑的，或者其中夹杂着很多血块。一般来说，口唇、口舌、舌下静脉都显现黑、紫、暗，皮肤上有瘀血斑或点。这些都往往是血瘀的表现。

## 第五种是青色证态

此证态多属于气郁。“郁”就是郁闷的“郁”。那么气郁有什么样的表现呢？

此类人群性格内向但是情绪不够稳定，总是忧郁脆弱、敏感多疑。《红楼梦》当中的黛玉就属于气郁。另外，还会有一些胸胁胀满的感觉，还有嗳气呃逆，常打嗝。咽喉部总是觉得有个东西，吐不出来，也吞不下去，这叫异物感。女性乳房胀痛，尤其月经前明显，会小肚子胀痛，也容易健忘、偏头痛，易引起睡眠障碍，睡不着觉或者总是醒，多梦，眼圈发青。而且，这样的人往往对精神刺激的适应能力比较差，同样一件事情在别人看来很快就过去了，在他那里则要持续很长时间。青色证态也有属肝肾精亏，或体内水湿上泛的。这类人群往往伴有齿黑或四肢水肿、手压之后有凹陷等。

## 第六种是黄色证态

此证态多属于湿热证态，表现为形体偏胖，但是面垢油光，脸上总是油乎乎的。有的人说“我一天得洗好几次脸，总是洗不干净”，面垢油光发亮，面黄而且脸上容易长痤疮粉刺。这实际上是体内的湿热所导致的。此类人的性格一般比较温和，容易出黏汗，颜色发黄，手脚心黄，难以适应暑热天气。也有部分人的黄色证态为脾虚证态，表现为形体偏瘦，面色萎黄而无光泽。此类人长时间伴随消化不良、大便溏泄等症状。

# 健康管理第一步，明确健康四要素

我知道了我的健康状态后，更希望得到指导。我该怎么办？

每一个职场人都会在一年之初对全年工作作出计划。计划一般分为重点、一般、日常工作。和职场的规划类似，我们的健康也需要进行规划、管理。着手开始规划自己健康的第一步，就是明确健康的四要素：

## 第一要素，是父母的遗传因素

一般来说父母遗传最多只决定一个人 15% 的健康程度。这 15% 你拿到的是 15 分、12 分，还是 8 分？已经成为既定事实，无法改变。那么，还有没有针对遗传因素进行健康管理的意义呢？答案是肯定的，即有意义。比如说，我在临床见到越来越多的年轻夫妇，两个人一起到门诊来要求“给我们调理调理身体，让我们两个人都达到一个脏腑气血旺盛的状态，我们准备要一个宝宝”。每到这个时候，我作为医生都是非常感动的，为什么呢？因为这种优生的理念很宝贵。从孩子零岁开始做健康养生，是非常有意义的。在孕前开始调理身体，即把握了优生的第一个环节。有的孩子总闹肚子，消化吸收不良，往往与父母的脾胃功能不健全有关。再比如，你的父亲或母亲有高血压，或糖尿病，或肿瘤病史等，这对你也有影响，你要比没有以上家族病史的人更加重视对这些疾病的预防。有相关研究表明，父母双方都有高血压，你会有大约 48% 的概率发生高血压；若父亲或母亲中的一方有高血压，则高血压在你身上有大约 28% 的发生概率；若父母都无高血压，你身上就只有大约 4.8% 发生概率。如果家族中有直系亲属是肿瘤患者，你也要更加重视健康。我见到一位患慢性萎缩性胃炎的患者，最近很紧张，因为她的爷爷是 20 世纪 80 年代患食管癌去世，她的爸爸是在 20 世纪 90 年代因肝癌去世，去年她的妈妈也因胃癌去世，所以，她要格外加强调养和治疗，以减少患癌的风险。再有，妇科肿瘤与家族基因有密切关系。许多年前有位娱乐界女明星的妈妈和姐姐都得了妇科肿瘤，而这些并没有引起她的重视，结果几年后她也因同样的疾病离世了。

## 第二要素，是社会与自然的环境

社会与自然的环境对健康的影响比例能占到 17%。也就是说，我们每个人所处的自然环境和我们每个人工作、生活的社会环境是好、较好，还是不太好、差，会直接影响你本人的健康。所以，我们要分析这方面还有没有一些需要改进的地方。一线城市的人们工作生活压力大，健康状态容易下降。前些年，大城市的雾霾天气、水质的污染等必也给人们的健康带来了损害，而自然环境好的地方长寿老人就多，例如广西的巴马、海南岛的澄迈、江苏的溧阳、山东的文登、新疆的和田等地区长寿老人的比例高，离不开环境因素的作用。而在大城市里，“学奴”“房奴”“车奴”等类似的生活状态严重影响着人们的身心健康。

## 第三要素，是个人的生活方式

个人的生活方式对健康的影响占了 60%。这个比例是非常高的。所以，我经常跟朋友们说一句话，即“我的健康，我做主”，生活方式是每个人自己选择的，每个人自己选择的生活方式健康与否，会直接影响每个人的健康。那么，怎么管理自己的健康？生活方式需要进行哪些科学性的调配？是否需要对一些不良的生活方式进行改进？这完全要靠你主观上的努力和执行力，不仅要有理念，而且还要有方法，怎么吃？怎么睡？怎么运动？这些都要好好梳理了。我们要做好这些方面才能拿到这 60%。许多人得病了或亚健康了，主要得从此处反思，总结教训。别人的监管是次要的，关键是自我管理。我的团队做过一个覆盖了约 12 万儿童的横断面大样本的临床调研，发现父母学历在本科以上，其孩子显示有胃肠积热的比例最高。究其原因，可能与父母工作忙，饮食管理发生了偏差有直接关系。做好个人健康管理与家庭健康管理都很重要。

## 第四要素，是医疗条件

医疗条件对健康的影响约占到 8%。这一点是由医疗条件构成。现在，随着社会医疗条件的改善，每一位国民都在享受着国家给予我们的医疗保障服务，越来越多的人已经达到了健康状态。在我国，国民都享受着两套医疗服务体系——中医和西医。每个人都应当很好地整合利用好这些医疗资源，对医疗机构来说，为民众服好务是工作的宗旨，而国民好好应用这些资源，是保证健康的基础，有病要及时有效地治疗。

# 人体生病的主要原因

现在的生活条件比过去好多了，为什么得病的人反而比过去多了？身边就有人得了重病，这些现状真让人很迷茫！人体生病的主要原因是什么呢？

## 一、吃出来的病

世界著名的医学杂志《柳叶刀》在2000年发布报告，称在全球早逝人群中，约有47%的人是源于饮食失衡。现在又过去了25年，这个比例可能上升得更高。

在中国，大多数民族是农耕民族，祖先们是靠种庄稼生活，这样的人还是应该多吃菜和谷物，少吃肉。说白了，您没有强大的消化肉的基因，吃多了脂肪含量高的食物就会出现代谢系统问题，如糖尿病、高脂血症、痛风等就会找上你了。而游牧民族的人，其祖先就是放羊养牛的，可以适当多吃点肉而不会影响代谢。年轻人喜欢点外卖，吃油炸、烧烤食品，也容易脾胃失调，出现代谢系统和消化系统的问题。小儿常吃薯片、饼干、巧克力，喜欢肉食不吃菜、粗粮，易导致胃肠积热，常发生发热、咳嗽、腹痛，食欲异常，便干，眠不安等。

还有许多不健康的人是因为饮水不足。水占人体体重的70%左右，成年人每昼夜需补充1 200～1 800ml的水，高温流汗应补充更多水。如饮水不足，造成体内慢性缺水，不仅会使尿量减少，还会使皮肤功能减退，汗腺分泌减少。这样就会影响体内代谢产物的排泄，造成有害物质在体内的蓄积，使人体出现慢性中毒。它可损坏多个器官、多种组织，加速人体的衰老和营养不良。

蛋白质、脂肪、碳水化合物、矿物质、水、维生素、纤维素是有益人体健康的七大营养素。有的人长期不吃早餐，这不仅伤肠胃，而且容易“显老”，因为不吃早餐会使皮肤变得干燥、易皱；有的人光吃肉不吃主食，长期如此会造成碳水化合物缺乏；有的人挑食、偏食，或食不厌精，菜不厌腻，这会导致维生素、矿物质缺乏，脂肪过剩。科学证明，营养不良会导致人体某些部位的细胞出现萎缩或病变。

## 二、粮食的营养下降

这是个复杂的科学和社会经济问题。

食品不安全及农药残留物超标问题，以及由于少数食品生产企业的唯利是图和市场监督与管理不力，这可能会使得许多成品食物存在不安全的问题，主要是各种不符合标准或过量使用的添加剂，以次充好，以假当真。政府与社会都在严厉打击这种情况，消费者自身也要提高对食品的鉴别力，多吃健康食品。

除此以外，有些人自己也会过多食用膨化食品，过多饮用碳酸饮料。粮食、蔬菜、水果等在种植过程中用化肥农药过量也会导致一部分上市的粮食、蔬菜、水果的不安全。人工饲养的禽、鱼、猪、牛等由于个别养殖户饲料添加剂使用不规范，长期吃也会产生影响健康的问题。

## 三、情绪不好是健康的天敌

现在，人们的心理压力普遍过大，少年因学业、课业负担过重而造成烦恼；青年存在就业竞争压力、住房困难；中年事业和生活的双重压力使得心理疾病发病率呈上升趋势。无论是学业的竞争、就业的竞争，还是工作的竞争、职位晋升的竞争，加上孩子教育的竞争，其他生活压力、一线城市的房价压力，等等，也会进一步导致生理疾病。精神污染的刺激，网络信息的发达，社会的多元化、开放式与复杂化，让人们在接受社会正能量的同时也遭到负能量的影响，心态越来越不淡定，越来越躁动，久而久之也会导致不健康的身体状态。很多压力都使我们的心理失衡、精神不佳。有的人心胸狭窄，爱生闷气；或生活拮据，常有压力；或家庭不和、工作不顺等，长期精神不悦，心情忧郁，就会导致疾病的发生。

## 四、睡眠不规律

起居睡眠不规律，许多年轻人经常熬夜，从生物钟紊乱到自主神经失调、内分泌失调、免疫功能失调。临床上，我们经常见到的是神经衰弱、月经不调、微循环不好、手脚冰凉、胃肠不好、特别瘦或特别胖，等等。尤其是夜间 11 点到凌晨 3 点，是人体损伤细胞的修复期，若经常不能获得很好的睡眠，体能得不到及时恢复，生物钟被打乱，机体调理失衡，也很容易衰老。

我讲个真实的故事。一位年轻朋友有一天突然打来电话告诉我，他的一个好朋友原本非常优秀，担任外企高管，年薪百万元，却得了原发性肝癌。他想问我，为什么这位朋友一不酗酒，二没有慢性肝炎或肝硬化，三没有不良饮食习惯，怎么就得了这个病。我问他对方熬夜吗？他回答：他在半夜 2 点前，基本就没睡过觉。这个例子再次证明经常熬夜会使免疫力下降，加之很强的工作压力，同样会导致严重疾病。

## 五、缺乏运动锻炼

许多病是“坐”出来的。曾看过有报道说：某个网店主 1 个月不下楼，猝死在电脑旁。又如一些行业的从业者一坐十几个小时，久而久之，心脏、血管就会发生相应的病变，就可能发生高血压、心脏病，颈椎、腰椎劳损。某著名企业年轻人一个感冒就继发脑膜炎，结果不治。说明抵抗力极差与不运动有密切关系。此外，劳动的强度要适合自身的情况，即劳动量不能超过自己体能的承受力。如长期从事过于繁重的脑力或体力劳动而又得不到休息，不仅会导致早衰，还会伤身、生病。

许多数据表明，我国已经到了过劳死的高发期，常有许多关于青壮年人过劳而死的新闻报道。这个问题要引起重视。可能是由于学习任务繁重、工作任务太多，还有聊天、网聊、微信、微博、刷视频、吃饭等，占用了大量的时间和精力。日本学者在20世纪六七十年代就提出“过劳死”的概念，并将过劳死定义为由于长期慢性疲劳而诱发的猝死。临床认为“过劳死”的十大危险信号：①“将军肚”早现；②脱发、斑秃、早秃；③性功能下降；④频频去洗手间；⑤记忆力减退；⑥心算能力越来越差；⑦注意力不集中；⑧睡觉时间越来越短，醒来后也不解乏；⑨经常头痛、耳鸣、目眩，体格检查没有结果；⑩做事经常后悔、易怒、烦躁、悲观，并难以控制自己的情绪。每个人都可以自查一下，以示警觉。

目前，国民的健康现状堪忧，中青年成为亚健康人群的主体，“80后”“90后”的中青年健康问题较多，许多人甚至未老先衰。据不完全统计，中国亚健康人群占全国人口的60%～70%，其中知识分子、企业管理者、机关干部占到亚健康人群的70%以上。许多人的健康情况已亮“黄灯”。现代人需要的不是补品，而是运动。许多疾病是吃出来、喝出来、坐出来的。

## ◎从“财富富翁”“健康负翁”说健康

据中国心血管健康联盟发布的《中国心源性猝死流行病学调查》，我国每年心源性猝死的人数高达55万左右。其中18—35岁人群的占比从2015年的12%一路飙升到2024年的28%。他们的基础性疾病可能不同，但病因可能不外乎精神压力大、过度劳心劳神、饮食不科学、缺乏运动、睡眠起居不规律等。他们或许是金钱上的“富翁”，但却是健康的“负翁”。

有的人透支金钱，储蓄健康。有的人透支健康，储蓄金钱。40岁前用命换钱，40岁后用钱买命。有些人是“财富富翁”，有些人是“健康负翁”。从这个角度，人大致可以分为四类——聪明人投资健康，明白人储蓄健康，普通人忽视健康，糊涂人透支健康。你属于哪类？

近年来，在高考体检当中有少数学生已经被检查出轻度甚至中度的脂肪肝，青少年中的小胖子太多了，所以2024年国家也要推动减肥行动。青少年中甚至也有少部分患有高血压、高脂血症，或青少年的糖尿病。这个状况实在令人担忧！没有健康的身体，对个人、家庭乃至整个社会，都是极大的损失，所以青少年也需要正视健康的现状。这需要从健康教育抓起，健康的身心是最重要的。父母要做好第一位身心健康教育的老师，而不仅仅是关注孩子的学习成绩。

总而言之，健康，重在观念。

# 人的生命是一条曲线

我们知道生命是从哪里来，又到哪里去吗？每一个人的生命规律都可以画一条曲线（图 1），你知道这是一条什么样的曲线吗？

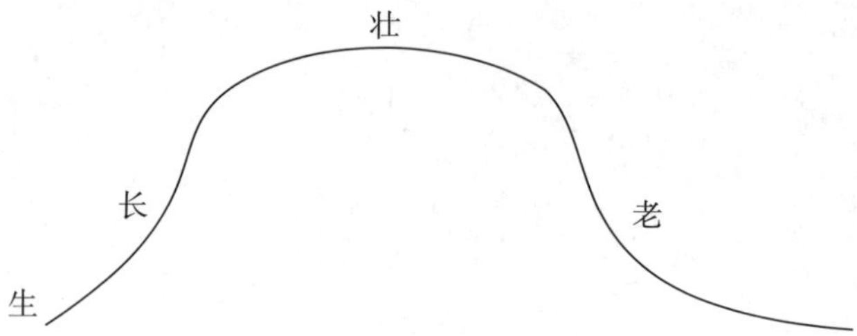


图 1　生命规律曲线

人的生命线，首先是上行线。从出生开始，然后是生长阶段。生长阶段经历了婴儿、幼儿、少年到青年，这样一条不断生长、往上走的线。生命的阴阳气血逐渐发展生成。然后就到了高水平线，那么这条高水平线就进入了青壮年阶段。青壮年阶段是生命当中高水平的阴阳气血和脏腑状态，是气血非常充足旺盛的一个状态，也是身心非常愉悦的一个状态。接下来，我们发现它就开始进入生命的另外一个节点，这条线就开始往下走，这就是我们说的走下坡路的阶段，我们叫更年期。女性有更年期，男性也有更年期，更年期就是要走下坡路了。这个下坡路走几年，就开始不走了，到了一条相对低的水平线。这条低水平的线是脏腑气血处于一个比较衰弱的状态，这是进入老年阶段了。所以，每个人都有幼、小、青、壮、老这样一个生命的规律。每一个人的生命曲线，不是以生物年龄为标准的，而是以生理年龄为标准的。有的人三十多岁，按理说生物年龄在壮年，但浑身是病，生理年龄已经到了六七十岁了，就会影响寿命。

其实，在生命曲线的每一段都可以通过保健养生产生一些积极的作用，即促进健康。我一直不赞成“抗衰老”的提法。衰老是不可抗拒的，生命规律和自然规律一样，如果说要地震、刮风了，我们能抗拒吗？抗拒不了。生命的规律也是这样，但是我们要用一种积极的心态和行动去延缓衰老，要让每个人的生命质量得以提高，这是非常有意义的。比如，刚刚说的那条高水平的线，我要让它尽可能地往前多延伸一些，再走下坡路。我们有文化素养、科学素养及健康素质作基础，加上良好的经济条件，延长五年到十年的壮年生理健康状态是有可能的。在走下坡路的这样一个不稳定时期，一个骨碌就会掉到沟里去了。这个坡儿太陡了，这是作为医生非常不愿意看到的，所以，我们要把这个坡儿走得平稳一些，平稳地度过那个波动的更年期。这是可以做到的。在临床上，一些人刚退休后的一两年很容易发生严重疾病。所以，即使是已经进入下坡期，下坡线也不要走得太陡，要争取平缓地下坡，有的人走下坡路时会突然大病一场。一般 65 岁进入相对老年时期，到了低水平线。这个时期是争取让这条水平线不要太低，要提高生命质量，提升老年生理健康水平，让自己在老年时期能有尊严地生活。尊严意味着吃饭不用别人喂，上厕所不用别人帮助等，这是我们共同的目标。关于这一点，我会在后面的养生处方中再具体展开讲。更多的朋友几十年持之以恒地保养，看上去像四十多岁的人实际上已经六十岁左右了。这是因为二三十岁的时候就开始重视养生，30 年积累的成果使你看上去更年轻，而不是从 60 岁才开始做，或只是临时坚持两三天的养生，那是不行的。

最后在进入老年的时候，我们说是低水平线，那么，你能不能把这条低水平线往上抬一抬？不要让高水平和低水平这两条线的差距太大，这也是保证老年生活质量必须考虑的问题。我们在现实当中的确也可以看到很多年轻朋友的高水平线走到一半儿就开始走下坡了，这就是我们经常说的未老先衰。我们在 30 岁左右的时候会发现有很多症状是 60 岁左右的人才可能有的。所以，这个生命观是我们在了解自己的生命规律。了解自己的生命规律对自己的养生是有帮助的。

还有一个老年朋友关心的问题，就是寿命。首先，寿命不等于生命质量。有的人可能 40 岁的时候就病怏怏的，虽然他一直活到了八九十岁，但他的生命质量应该说是不理想的，所以，我们现在要提倡另外一个说法，叫健康年龄。

我告诉大家的是：我们国家的健康年龄目前与发达国家还有很大的差距。目前，我们只达到男性 63 岁，女性 65 岁。健康的年龄小，说明这个平均年龄以上的人都是疾病缠身了。所以，寿命、生命质量、健康、健康年龄这几个方面都需要我们进一步有针对性地去促进并提升。

# 重塑我们的生命观

## 人和自然的关系是相互依存的母子关系吗

中医学的生命观，重点在于天人相应观念。所谓天人相应，就是强调四时季节、寒暑变化对人体的影响。人体有五脏，对应的是五时，就是五个时节。肝旺于春，心旺于夏，脾旺于长夏，肺旺于秋，肾旺于冬。中医非常讲究天人相应，讲究人与自然的和谐，不能违背。

天人相应还包括昼夜变化对人体的影响。每个人都有生物钟，就像自然界太阳每天升起、落下一样，人体的阴阳也在消长变化。每天什么时候睡觉、什么时候起床，也应该遵循中医讲的机体阴阳变化的规律。中医认为，阳气昼行于外，而夜行于阴，晚上入睡后，阳气才能入阴，如果过了半夜才睡觉，那阳气就不能入阴，时间长了就会出现阴阳失调，就容易得病了。晨起也是一样。早晨时，阳气要出于阴、行于外，你非要睡觉，阳气就出不来，那也会出现一些阴阳失调的状况，久而久之就会发生疾病。

日夜间气象的变化对人体的影响，主要是太阳和月亮对人体的影响。我们说一个人在一个月当中会有那么几天情绪的变化，那是跟太阳和月亮对我们的影响有关系的。对人体影响比较明显的是女性的月经。古人观察到月经的规律就跟月亮的盈缺一样。月经来了是因为血海充盈，满则溢，就像这月亮圆圆的，就叫月满月圆。月经过去以后，血海亏了，需要再补充，这期间不会来月经，所以就像月亮一样，由圆到缺，再由缺到圆，循环往复。所以，这样一个人体气血的变化跟月亮的变化规律是那么相似，可以引发出很多的联想。这是天人相应。

## 地理对机体有什么影响

我们知道，住在海边的人容易得关节炎，居住在潮湿环境的人容易得皮肤病，住在气候偏冷地区的人容易得高血压，所以，这样的一些疾病都跟地理环境有很大关系。夏季我去西双版纳，到达厦门、深圳等，见到当地人舌苔腻的占八成，体现体内有湿邪，也就是人们说的“湿气重”。比如，四川人爱吃辣椒是因为四川气候潮湿，所以要吃辣椒祛湿气。因为中医讲辛可以宣表发汗以除湿气。辣椒是辛的，辣味可以燥湿。如果有四川的朋友到了北京还在吃辣椒，脸上就容易起痘了，为什么呢？因为地理环境改变了，却没有因地制宜地调整自己。所以，地理环境变化了，我们的生活方式也要重新调整。

## 精气是人生命的动力吗

人体的精气是构成机体的一个本源，新生命的产生是由精气凝聚而成，精气维持着生命活动的全过程，一旦精气离散，生命活动就会随之终止。所以，精气是生命非常重要的一个物质保证。我们说，如果失去了生命，精气便不存在，精气不存在，生命也就不存在。所以精气是动态的，是运动着的，是生命的基础。

## 人的正气就那么重要吗？人为什么要防病于先

强调正气，就是强调人原本的物质基础。我们在临床中发现有的人气虚或血虚，有的人阴虚或阳虚，你就要调补他的正气。中医古籍有载“正气存内，邪不可干”“邪之所凑，其气必虚”“风雨寒热，不得虚，邪不能独伤人。卒然逢疾风暴雨而不病者，盖无虚，故邪不能独伤人。此必因虚邪之风，与其身形，两虚相得，乃客其形”。正气不足，即使用药准确，也很难药到病除。

其实，在谈到欲病和未病时，“不治已病治未病”，就是在强调要以预防为主，不要得了病再去治，那样的话，不仅会造成患者的痛苦、家庭的痛苦，还会带来生活质量的下降，对社会来说，也会造成医疗费用的逐渐提高。所以，我们要以预防为主，防病于先。

# 整体观念、辨证施治是中医的核心思想

什么叫辨证施治？为什么三个人都是头痛，却用三种不同的药物治疗？人跟人的养生方法是不是也要有所区别？

这就是中医讲了上千年的治疗思想，叫辨证施治。辨证施治是强调个体化治疗。例如，我在门诊一下午看了三个感冒的患者，有男的，有女的，有熬夜的，有没熬夜的，有消化不好的，有消化好的，最后开出来三张处方，因为每个人的病证是不一样的，得的病从西医的角度来说虽然都是感冒，但是从中医来说，证候不同，证型不一样，治法就不同。所以，中医强调辨证施治。我们经常说要因时辨证、因地辨证、因人辨证。所以，在治疗上要辨证施治，养生则要辨证施养。用药要辨证，其实运动的时候也要辨证地运动，吃饭也要辨证地饮食，为什么有的人吃螃蟹不拉肚子，有的人就拉肚子呢？这是因为身体证态不一样。虚寒体质的人吃寒性的螃蟹多了，就会伤脾胃，造成腹泻，但体质偏热的人可能就不会腹泻。具体如何施治、施养，在分述中可见。

中医学的另一个核心思想是整体观念。把人体的五脏（肝、心、脾、肺、肾）、五体（筋、脉、肉、皮、骨）、五志（怒、喜、思、悲、恐），与春、夏、长夏、秋、冬相联系。人体的肝、心、脾、肺、肾与中医讲的五体、五声、五音、五志、五液、五味都有紧密的联系。五脏与五体、五声、五音等的联系就组成了人体的五大子系统，子系统之间又形成了一个更大的系统，而人体又跟自然界连成一个更大的系统，即我们讲的天人相应。人体的这五个子系统共同保持着人体阴阳的动态平衡，维持着机体功能的生生不息。五脏六腑发挥着各自的功能。心是主血脉的，肺是主气的，脾是主运化的，肾是主藏精，肝是主疏泄的，它们各管各的事，有主事的，也有辅事的，然后相互之间还要协调配合。脏腑之间，还有相辅相成的这种协同关系，还要跟五体有关系，维持着生命的平衡，维持着机体的健康。

我给大家举几个临床的例子。我一个好朋友的母亲，今年76岁，她有好几个子女，都非常孝顺，因为担心自己的母亲一个人在家里有问题，所以就两个星期一换地轮流带着老母亲去自己家里住一住。因为眼睛干涩，每次她的老母亲都要带上眼药水，一定要放在包里，什么都可以不带，就得带上这个。一两个小时就要点一次眼药水，非常不方便。去做了检查，除了眼睛本身有一些老年退行性的变化，也没有太明显的病变，所以也只能是点眼药水。有一天，她就问我，这个病中医能治吗？我说，中医可以治呀。经过望闻问切，进行辨证施治，我发现老人家实际上是肝肾不足。这个人体啊，我们刚才讲到生命观，人体实际上就像一棵生命之树，这位老人家为什么眼睛干呢？这就像一棵大树，如果树根没有更多的营养和水分，那么一定会表现在树梢、树叶上。头部是在人体的上部，根上的营养，即肝肾作为本源不足了，营养也就上不去了。所以，有很多老人家有眼睛的问题、耳朵的问题，甚至睡觉的问题，还有一些头晕头痛，恐怕都跟这个肝肾的本源有关系。这就是整体观念，这就是系统思维。所以，我就给她调补肝肾，吃了2周的汤药，就不用那么频繁地点眼药水了，只早、中、晚点3次就可以。后来，我又给她配了点中成药——杞菊地黄丸，吃了一段时间，她每天在睡觉之前和早晨起来时点眼药水就可以了。

再以小儿发热为例。在冬季和春季，幼儿园的孩子们几乎都轮流发过烧了。其中可以发现一些规律，哪些孩子发烧发得比较重呢？往往是平常小嘴比较爱吃，而且吃零食多的。动不动就吃一块炸鸡啦，爱吃肉不爱吃菜，不爱吃水果，不爱喝粥，这样的孩子，家庭条件好，一会儿弄点薯片，一会儿弄点蛋白粉吃吃，再吃吃巧克力，内热比较盛。平时这种小孩子的小嘴唇都是红红的，大便总是干的，不能保证每天一次大便，睡觉总是蹬被子，睡觉的时候还经常磨牙，有时候还说梦话，偶尔还会梦游。这种孩子稍微外感温邪就会出现比较明显的发热症状，原因是胃肠的积热在先，然后再外感这种温邪。肠胃如果没有积热，可能并不会引起那么严重的发热，也不会经常咳嗽、嗓子疼或鼻炎、腺样体肥大。

除了发热，还常见咳嗽。这种咳嗽也不能单纯止咳，只有清理了肠胃的积热，才能减少肺热咳嗽。

还有，我发现一些中老年人的腿肚子很容易抽筋，去查血钙，却并不缺钙。从中医角度来说，这腿肚子抽筋也跟肝肾有关。缺乏肝肾精血的营养，经络就像树枝，精血不足树枝就枯了，就抽筋了。这也是辨证所在。

在中医整体辨证的概念中，多个系统之间都是相连的。所以，鼻子跟什么脏腑相连呢？鼻子是跟肺相连。眼呢？是肝之窍。肝开窍于目。那么，舌头跟哪儿相连呢？舌头跟心。脾呢？跟口。那肾呢？是跟耳相连的。通过经络的联系就形成这样一个整体的系统。

再如皮肤上的表现。有一些皮肤病，实际上它不是简单的皮肤病，可能与肺和胃的关系是有联系的。一旦吃得不好，皮肤病就会加重。再如有人感冒的时候，呼吸系统的问题出现了，他的皮肤就接着会有问题。为什么？因为中医讲，有诸于内，必形于外，肺外合皮毛。所以，从中医学角度来说，这个皮肤病不是简单地长在皮肤上的问题，有的时候它跟人体的脏腑，尤其是肺和胃也有着密切的关系。

# 养生之『养』的含义

养，从医学的角度而言，首先具有了保养的作用；其次，具有调养的作用；再次，还具有补养的作用；最后，还有护养的作用。

也许，有人认为这是绕口令，实际上并不是。保养、调养、补养和护养，是从不同的角度来诠释养生的多方面内容。它们各自针对的是不同的人群。比如说，如果是一个健康状态不错的人，那就要继续保持，也就是保养；而如果是一个非常虚弱的人，那就应该以补养为主；有的人可能只有某个脏腑功能的气血失调，这几天连续喝酒或熬夜了，或者情绪受刺激了，那就要以调养为主；如果你身体不适，咽痛，就不能吃榴莲，因为榴莲是热性水果，容易上火，这就是护养。生命就是一棵树，需要避风、挡雨、保暖，更要避开人类环境的各种污染所带来的伤害，这也是护养。

那么“生”是什么呢？“生”在这里指的是生命，是生存，还有生长、发展。所以，养生有着一种对于生命质量以及生命本身长期性发展的考量。

## 怎样养生？

首先，养生的原则是清静养神、动静结合、天人合一、辨证调理、和调脏腑、畅通经络、节欲葆精、调息养气、综合调养、持之以恒。其中特别强调的是以下几方面：

## 第一，动静结合

有的朋友从早晨一睁开眼就在动，一个星期可以跑好几个国家，一直在运动，或者即便只在一个城市当中，也是一会儿到这个地方，一会儿到那个地方，一直到晚上过半夜才回家。这种生活状态，从医学的角度而言，是非常不利于健康的。因为动则气伤，总是在动，他的气就不足了，正气也就不足了，怎么能不得病呢？也有的人天天在静的状态，每天不是坐着就是躺着，不经常活动。现在有个词叫“躺平”，心态、行动的“躺平”都不利于健康。还有的人一工作就是天天伏案，三四个小时才起来一次，这是不利于养生的，也是违背了生命在于运动的规律。所以，养生原则当中的第一点就是动静结合。在办公室工作的人可以局部地动，伸伸胳臂摇摇头，这也叫动，而那些总是在动的人，也要时刻给自己提供一点静的条件。在车上、飞机上闭目养神，让身体安稳下来，哪怕半小时，也歇息一下，就能起到缓冲作用，这就是动静结合。

## 第二，协调平衡

中医理论讲到，正气存内，邪不可干，精神内守，病安从来，邪之所凑，其气必虚。这个听着好像也有点绕口，什么意思呢？你免疫力强，你正气强，“邪”来了就待不住，正气就把它打退了；你正气不足，邪气来了，乘虚就入了。可见正气多么重要。免疫力用什么去表现？是你的正气。所以，这就是防御观。就像学校里班主任到教室监督学生自习，那就有震慑作用，想打闹的学生就得收敛。

协调平衡的另一方面是和调脏腑，不同的脏腑有不同的功能，需要把它们协调好。脏腑之间的关系是很密切的，人没有病是因为脏腑间配合得好，有病是因为脏腑之间不协调了。所以，临床大夫看你有肺病，只考虑到呼吸系统的问题，是不全面的。因为呼吸系统的疾病到一定的时候会影响到心脏，于是心脏就会出毛病；有的人还会发展到肾；另外，许多呼吸系统的疾病与消化系统有关。这些子系统之间都会有一些相互的影响，一个节点上出问题，就会联动，继而导致整个系统出大问题。这种情况就需要调和脏腑，根据脏腑的养生原则来调整自己。脏腑各自协调了，阴阳气血就平和了，人体也就健康了。

### 第三，调和十二经脉

人体有十二经脉。上面讲的脏腑、五官以及五体之间的联系是怎样的？怎么从头就联系到脚上了？怎么从内脏就联系到一些外在的我们看得到的这些器官？这都是因为有经络的联系，所以，要畅通经络。经络是通道。我们说从一个地方到另一个地方，道路要是不通，你再想去干什么事也干不成。那么，同样的道理，如果你的经络不通，气血不通，那经络联系脏腑之间功能的发挥就可能不到位。为了保证健康就要疏通经络，保持经络气血的畅通。

### 第四，调息养气

人体的气无所不在，许多疾病的发生都是由气的不足或气的紊乱所导致的。所以，在养生当中，要调息养气，要把那些紊乱的、不和谐的气弄顺了。气不仅要顺，还要充足。有的人气不虚但是气不顺，也会发生疾病，不利于养生。有的人呢，气虚弱，那就需要去补气。所以，调息和养气是两个方面。

### 第五，综合调养

后文我要给大家介绍的养生方法有情神养生法、饮食养生法、运动养生法，等等。想把健康问题解决好，就要综合地调养，而不单是饮食养生。如果谁告诉你某一种食物、某一种药物或某一种方法能保证你健康长寿，你就可以马上判断他并不是医学专家，也许是个骗子。

## 第六，持之以恒

我们还要做到持续将理论应用于日常生活中，在理论上、理念上、认知上我们知道了很多内容，方法也了解了许多，接下来就应该是行动。行动上要坚持，一个月、三个月、半年、一年、十年……坚持这些养生方法，就会有成效。健康长寿从来没有捷径，而是一种习惯的养成。所以，只有持之以恒地去坚持，才能最终达到健康的目的。

以上所述的养生原则，大家可能也会觉得有些复杂，记不住。我给大家总结了四个词——童心、蚁食、龟欲、猴行。

## “童心”可以让人返老还童

保持快乐而单纯的心态是健康的原动力。把一些复杂问题简单化，快乐起来，像我们在孩童时代一样，感受生活的快乐，这叫童心。有一道数学题让人感触很深，即人生若有 100 岁寿命，也就是大约 36 500 天。如果数 36 500 个数，用不了多长时间就数完了。人生很短，所以要珍惜每一天，快乐每一天，活在当下。

## “蚁食”是通向健康的加速器

“蚁食”就是像蚂蚁一样吃饭。蚂蚁怎么吃东西啊？小时候我看到，蚂蚁吃东西，一点一点，饭量很小。一天能多吃几顿，每次吃一点点，就是少量多餐，是有利于养生的。比如在办公室放一些方便吃的食品，如大枣、栗子、水果、八宝粥、五谷糊等，上午九点到十点，下午三点到四点可以吃点加餐。尤其是晚上有应酬的，晚饭前在胃里补充点食物，会对胃有保护作用。

## “龟欲”是人生方向的平衡器

对于名利和财富的追求应该有个度。我们身处在现代社会，外界诱惑太多了，所以对名、利、权、色，甚至食欲都很需要控制。每个人都要有定力，对于欲望应该有自我的掌控。许多人生病，是因为痛苦、不开心。痛苦来源于你的欲望，欲望越高，痛苦和烦恼越多、越重。降低欲望，并且在自己的心田里“修篱种菊”。从健康的角度来说，这是非常重要的。

## “猴行”是健康的加油站

我们小时候都跟爸爸妈妈去过动物园，看过猴山上的一些猴子。它们一会儿运动，一会儿坐下来晒太阳，跟自己的孩子在那儿玩，有的时候还摸摸自己的皮毛儿。它们是动静结合的。

在健康之路上，有时要到加油站休息一下，喝口水，给车加点油，切不能只顾勇往直前，永不停息。人不是钢铁做成的，是血肉之躯。所以应该像猴一样动静结合，如果只动不静就耗气伤阳，只静不动容易气血不畅，引起微循环的失调。

> 养生的原则是清静养神、动静结合、天人合一、辨证调理、调和脏腑、疏通经络、节欲葆精、调息养气、综合调养、持之以恒。

第二部分

# 养生十一处方

# 情神养生处方

问 如果一个人总是抑郁的，该如何排解？

答 人靠的是精气神，在提升精气神的过程中养神最重要。养神重在养德，“德润身”“仁者寿”，大德必得其寿。

养神是一种修炼、一种修养，是对自身认识的一种回归，是精神、意识、情感和思维的不断修炼、不断提升的活动过程。

## 为什么情绪经常抑郁，觉得学习、工作压力大的人越来越多？

面对世界多极化、经济全球化、社会信息化、文化多样化发展，人工智能创新成果群体突破、集中爆发，渗透于生产、生活的方方面面，不论男女老幼都可能会产生一些心理的变化。多元文化价值观转变，信息爆炸与信息茧房同时存在，未来的不确定性增加，生存不安全感蔓延，很多人陷入自我认知紊乱、身份焦虑、秩序焦虑中。

青年人面对学业/升学、求职就业、住房、子女教育、社交婚恋、发展提升、父母养老、业余生活需求等矛盾，中老年人面对失业、健康养老、子女教育、精神文化需求等矛盾，这些都是日益增长的美好生活需要和不平衡、不充分的发展之间的矛盾。每个人可能都有很多的顾虑与恐慌。小行星会撞地球吗？未来人工智能会取代人类吗？人类会失业吗？现代社会变化巨大，老一辈的理论经验还有用吗？我的职业发展遇到了瓶颈，如何提升自己的能力和竞争力？退休后生活空虚，如何找到适合自己的精神寄托和文化活动？

据统计，目前全球约12亿10～19岁处于青春期的群体，其中约20%存在心理健康问题。青少年群体遭受的疾病和伤害中，约16%由心理健康问题引发。儿童青少年首次被确诊为抑郁的平均年龄为13.41岁，首次休学平均年龄为13.74岁，主要集中在14岁年龄段。近年，媒体也报道了多起由于儿童青少年出现心理障碍而导致死亡的事件，这要引起人们的高度重视。在这约20%有心理健康问题的儿童当中，又有约40%为临床抑郁，也就是说，这些儿童有比较明显的临床症状。所以，有的时候，孩子的异常情绪表现不能单纯地被看待成孩子耍小脾气的问题。有时候，他真的是有心理困扰，甚至可能已经有心理疾病了。我们应该给他足够但不过度的关注，即“内紧外松”。明面上或者孩子能发觉到的时候，不向孩子投入过多的目光而造成过大的压力，而在暗地里或者孩子发觉不到的时候留意孩子的状态。

还有一类特殊类型的抑郁状态，即“微笑抑郁症”。患者可能会有强烈的完美主义倾向，戴上了一层厚重的社交面具，隐藏起自己的情感，外在表现看似正常，但私下里则感到孤独和悲伤，伴有疲劳和精力下降，出现一系列饮食、睡眠、身体不适等症状，陷入自我批评、无法满足的怪圈。

我们读读历史，就会发现这些忧虑、矛盾背后隐藏的追求亘古不变，就会发现先辈的大智慧。《春江花月夜》有：“江畔何人初见月？江月何年初照人？人生代代无穷已，江月年年望相似。”诗仙李白有云：“天地一逆旅，同悲万古尘。”

在历史的长河中，每一个人都是主角，每一份付出都弥足珍贵，每一束光芒都熠熠生辉，生命中的每一刻都有意义，人应当活在当下。每一刻都有新生命的到来，也有人离去。人工智能在特定领域和任务中已经展现出超越人类的能力，但人类应当积极面对挑战与机遇，用好、掌握、主宰人工智能，之前谁能想到有一天人形机器人会在春晚的舞台上扭秧歌呢？2022 年《中华人民共和国职业分类大典》收录的职业数达到了 1 636 个。根据估计，全球存在的职业种类可能达到 30 000 至 50 000 个。随着新技术的出现，也出现了新的职业，如网络主播、游戏解说、大自然录音师、美妆修复师、人际关系经理等职业。我们理应看到事物的两面性，人生从不设限，要将适度的压力转化为内驱力。

从中医学的角度来说，情志致病是由来已久的。我们经常讲的情志病因是个非常重要的病因。情绪不好可以引起许多疾病，比如神经衰弱、胃病、月经不调、乳腺增生、肝病、神经性头痛等。每个生命体时时刻刻都需要新陈代谢，人体的组织器官细胞中不断有衰老细胞凋亡，又有新的细胞生成。如果忧郁、苦闷、焦虑等不良情绪长期影响你，则免疫功能会下降 20% 以上。这就容易导致增生性疾病，而恶性增生就是癌症。人体的免疫功能与增生细胞的关系就像两军对垒，正气和邪气在打仗，两军对垒的时候本来你是以一百万大军对抗敌人，可你现在只能凭八十万大军在对抗，那二十万在开小差。你知道是什么原因让你开小差吗？受忧郁、苦闷、焦虑这样一些不良情绪的长期影响，会出现免疫功能的下降，继而导致一些疾病的发生。那么，有的朋友会说："一个好朋友性格非常爽朗，很阳光，对人也非常热心，自己的事业成就很大，但是他最近得了癌症，情绪这么好的人怎么就得了癌症了呢？和你刚才说的不一样。"我还要补充说的一点就是：有些人可能性格上是非常好的，情绪也很好，但是他对自己有过高的要求，他对事业的要求、对于社会价值的追求，以及对其他方面的关注都很多，这些就形成了对他的无形压力。这种长期的压力同样可以使免疫功能下降，所以得病也就不足为奇。

## 如何面对精神创伤？

突发的天灾人祸让一些人失去了至亲，心情的悲痛，难用言语表达。少数人因此出现了抑郁，甚至得了甲亢、月经不调、神经衰弱等疾病。这就是精神创伤带来的后果。但大多数人也能够勇敢面对灾难，处理创伤，然后放下创伤。为了逝者，更为了活着的人，收拾好心情，活在当下。毕竟，健康最重要！

情志不遂可导致疾病。七情是喜、怒、忧、思、悲、恐、惊，五志是怒、喜、思、悲、恐。情志过激对五脏有不良影响，要尽量保持情绪稳定，不要再去伤害这些脏腑了，否则会导致这些脏腑功能的紊乱。

不良情绪是如何影响身体的？

百病皆生于气。要从努力不去气别人，也不生别人的气开始。

### 怒伤肝

有的人吵了一大架，结果偏头疼，或突然耳朵聋了，或者眼睛出血了，或两胁痛等。从西医角度来说，是神经功能失调了，但是从中医角度上讲，因为怒气伤肝，所以出现了肝胆的气机上冲。随着肝经和胆经的气机上冲就会出现以上症状，这是肝气不疏的表现。时间长了，女性还可能患上乳腺增生、乳腺结节、甲状腺结节，或月经不调等。有不少三四十岁的女性在乳腺检查中发现自己患有乳腺纤维瘤，即使做了多次手术，但还在反复长。平时经常跟孩子着急，常需要到门诊去调理，疏畅肝气才能舒服一些。如果是位肝病患者，患有慢性肝炎或者肝硬化，如果总生气就会加重病情。也有的患者素有高血压病史，因为发怒甚至能引发脑出血，危及生命。

在临床上，胃病也与情绪郁闷有很密切的关系。有位患者，一犯胃病就来找我看，开了方子有时还没吃药，胃也不痛不胀了。究其原因，是每次她发作时都有情绪刺激，我给她一些适当的疏导，情绪就缓和了，胃也就舒服多了。

## 喜伤心

高兴的事儿怎么能对人身体不好呢？古人说喜气通于心，但大喜过望则心气涣散。过于兴奋，神经血管也容易出毛病。

我们可以看到在一些足球联赛当中，一些老球迷，六七十岁了，是某某队的铁杆儿球迷。这一次主场赢了，他们一高兴就在看台上倒下去，永远回不到家了。为什么？就是因为太高兴了，所以大喜时心气大伤就可能出现心脑血管疾病的急性发作。轻者，一高兴则出现心脑缺血、头晕胸闷等，严重的会发生“心梗”或脑出血。

十几年前，我在东直门医院急诊时遇到一位七十多岁的老爷子突发“心梗”住院抢救。医生询问家人时得知昨天患者的儿子晚上打电话告诉老人家，老爷子的孙子高考分数超过一本线 80 分。这个对全家人来说的特大喜讯使得老人经受不起这个刺激而发病。所以，家有年迈父母的既不能报忧，也不能报喜，尤其在他们本该休息的时间段。请谨记！

## 思伤脾

思虑是指你总是在耗脑力琢磨事儿，那么从工作和学习的角度来说这是善于思考，是好事。但如果思虑过度，伤了脾，就可能会导致脾的运化失职，所以你就不爱吃饭了，食欲不振，消化吸收不好，肚子发胀，很可能也就“胖”起来了。所以，有的人说“好像是越累越胖”。总是思虑过度，伤了脾，脾不能运化水湿，所以留存于体内的水分越来越多，导致体重逐渐超标，也就“肥胖”了。所以有的时候，减肥瘦身，不是让你拉肚子，而是要健脾，健脾祛湿，体重也就减下来了。还有的人越累越瘦，思虑过多之后体重就会减轻。这是因为脾还有运化水谷精微、化生气血的作用，如果脾伤了，营养就不足了，除了体瘦，还会伴随乏力、面色差等。这些都可以归为思虑过度引起来的。

有一个小插曲。两位来自同一个单位的朋友来看病，一个胖的，一个瘦的。看病的时候，胖的那位朋友说，我们两个关系很好，但有两件事情不能比较，我甘拜下风。一是领导和同事们总同情他，对他说：你看你工作太辛苦，累得越来越瘦。好像我工作不努力才胖似的。还有就是我俩不能一起吃食堂，我怕吃多了更胖，就极力控制食量，可他随便吃就是不胖。我听后哈哈笑起来。我说，下次让你们领导来我这儿，我会告诉他，这两位部下同样工作勤奋，都值得表扬，都是思虑过度伤了脾，只是表现形式不同罢了。

## 悲伤肺

有些人遇到非常悲伤的事情会哭，这是一种情绪宣泄，适可而止就好。哭得过度，肺气欲绝就会喘不过气来，甚至晕厥过去，也就是老百姓说的背过气去了，所以不能过于悲伤。从现代医学角度理解，悲伤时呼吸频率增快、深度加深，会过度通气，可能导致呼吸性碱中毒，出现肌肉抽搐或颤动等，严重者意识模糊甚或昏迷。

## 恐伤肾

恐惧，惊吓过度，肾气就容易发生问题。我们可能遇到这种情况，小孩遇到一个非常害怕的事一下子拉裤子了，为什么呢？因为肾司二便，肾气失调，大小便会失禁。老人之中也常见这种情况。因为恐伤肾，恐惧导致肾不能司二便。长期过度的恐惧则伤肾，肾伤则精关不固，封藏失司，阴阳升降失常，滑精、阳痿等症随之产生，甚至引动宿疾。严重时青壮年人也会发生这种状况。

在这里，我要特别对老年人多说几句。有些老年人易于伤感，同时又喜怒无常，如同小孩儿，往往肝失疏泄、肝火妄动，或心气不足、心血耗伤、心脉受阻，或心神涣散，神散则精动，闭藏失司，肾精暗伤。故老年人自当舒畅胸怀，从容不迫，爱惜精神，陶冶性情，以达到养神藏精、防病养生的目的。

所以，情志过度实际上可以导致疾病，所以要节制，避免生病。

中医认为人受过于激动的情绪影响会引起疾病。多思则神殆，多念则志昏，多欲则志损，多事则形劳，多语则气乏，多笑则脏伤，多愁则心摄，多乐则意溢，多喜则忘错昏乱，多怒则百脉不定，多好则专迷不理，多恶则憔悴无欢。《素问·举痛论》说："余知百病生于气也，怒则气上，喜则气缓，悲则气消，恐则气下……惊则气乱……思则气结……"

## 生命靠的是精气神，在精气神中，调心养神最重要

情志养生，重在养神。养神之要在于养德。养神是一种修炼、一种修养，是对自身认识的一种回归，是精神、意识、情感和思维不断修炼、不断提升的活动过程。

《素问·上古天真论》：“夫上古圣人之教下也，皆谓之虚邪贼风，避之有时，恬惔虚无，真气从之，精神内守，病安从来。”又说：“故美其食，任其服，乐其俗，高下不相慕，其民曰朴。”养生如此简单、朴素、生活化，不用高智商，也无须才华出众，可现在连这样的要求也难以做到了。养生需要的是做人的境界，看待周围的人或事豁达了，对身心就有益，反之则有害。淡泊名利，宁静致远，立志养德，养神畅志，开朗乐观，心理平衡，从中医角度来说，做人和健康是密切相关的，心底无私天地宽，你对待客观事物的看法总是别扭的，那就会影响你的健康。所以，多为他人、多为社会着想，多去修养自己、修养自身，这才是保证健康的基石，尤其对中青年人来说更是如此。对名利等的追求要有个“度”，追求而不贪婪，进取而不自伤。就是说，一个人要有追求，要有一种向上的生活态度和工作态度，但是不能贪婪。养生之道在“嗜欲不能劳其目，淫邪不能惑其心，愚智贤不肖不惧于物，故合于道。所以能年皆度百岁而动作不衰者，以其德全不危也”。举个例子，有的人可以挑一百斤，但有的人只能挑八十斤，如果能挑起八十斤的人，他非要求自己去挑一百二十斤甚至一百五十斤的重量，那总有一天，他的腰就会挑坏了，肩也会抬不起来了。所以，我们说不同的年龄段、不

同的遗传基因和健康状态决定着每个人后天的调养力度。这就好比我们每个人都在一个社会生活的快速道上，有的人就像五六万的车，有的人则是五六十万的车。那么，如果说你本身只是一辆五六万的车，却要高品质、高性能，天天高速行驶。我觉得这里面安全的隐患还是很大的。人与人的健康状态不同，就像车与车的性能有差异一样。

## 养神与提高健商同行，你的健商有多高?

有的人成功了，除了勤奋和机遇，还因为他有非常高的智商和情商，但是在某一个时刻，因为生命的戛然而止，所以成功不能再继续。身体健康出了问题，就是因为健商出了问题。成功人士智商高且情商都不低，但他们的健商不一定高。健商包括了科学认识生命现象，理解健康对人生的重要性，了解自身生理和心理的状态，并针对身体状况进行综合的健康管理，以及具有配合医师进行自我调养和合理用药的能力。所以，一个人要想成功并且可持续地发展，可持续地成功，就需要健商。我说健康是“1”，事业是“0”，财富是“0”，亲情、爱情、友情等都是“0”。有健康这个“1”，后面的“0”才越多越好，你的价值才会很大。如果没有健康这个“1”，后面的“0”再多，也是“0”，这是最简单的数学。

所以我们说，调神养生法，需要我们在面对名利时，学会选择，学会放弃，要有自己独处的时间，要知道把事情梳理梳理，并把最重要的几件留下。有些时候，在某一个阶段，要放下某些东西，或者把它弱化，而不是重点强调。我们说年轻的时候可能做加法多，那么到中年以后，从健康的角度，你要适当在影响健康的方面做些减法，这都是调神养生的重要内容。

## 调摄情绪 ABC 法

调摄情绪六字口诀：A 节制，B 疏泄，C 转移。

### A 节制

我们在当前复杂的社会当中，每天都要面对各种人际关系，随时可能遇到情绪上的不良刺激。但是，遇到了一定要节制，要遇事戒怒，宠辱不惊。当受到刺激感到愤怒、怨恨、焦虑或悲伤时，要用理智分析，用坚强的意志去努力控制自己的情绪，力争不要让紧张的情绪超过一定限度。俗话说，“天有不测风云”，事情已发生，过度愤怒、焦急、忧伤于事无补，只会更损害身体。事情已经造成了对你的伤害，你再郁闷发怒，就是对自己的第二次伤害。如果别人是故意要伤害你，那你就是帮了别人的大忙，正中下怀，干傻事了。在社交媒体中过滤无意义争论时，可以先问问自己：“有必要吗？会激化矛盾吗？会有良性反馈吗？”具体可以有冥想练习、情绪日记等方法。

### B 疏泄

调摄情绪可以有直接的发泄，也可以有疏导宣散的方法。很多企业给职工准备了一个宣泄室——健身房。其中有几个沙袋，供大家缓解压力，疏泄情绪，这是一种疏导的办法，是有利于调节自己情绪的，可以把刺激造成的紧张情绪发泄出去。医学心理学家认为，郁闷也是一种能量的消耗，会造成精神的崩溃。长久郁闷会对人体的免疫功能起摧毁作用，易发生溃疡、冠心病，甚至是癌症。除了运动外，还有倾诉，如找亲朋好友谈心，把内心深处的东西倾吐出来，想哭就哭一阵，有气就发一通，不把怒气和忧伤闷在心里，也不要迁怒于人。在人工智能时代，也可以建立个人“AI 树洞”，向其倾诉，当然要注意隐私保护。

家长们尤其需要注意，不要随意将工作中的情绪带入家庭教育。孩子们对家长的情绪尤为敏锐，这是生存本能。我曾听过这样的一个故事，父母工作极其严肃认真，一丝不苟，也是这样要求他们 4 岁女儿的。他们曾对自己的教育方式甚为满意。一天，他们召开了一场深入、严肃的家庭会议，对孩子讨论了高考、留学、创业的规划，小女孩当时是“吓哭了，一言不发”，之后出现了抽动障碍，不自主地皱眉、眨眼等。孩子父母经过反思，不应当将严肃的“工作情绪”带入家庭中。

中医先贤告诫我们“郁则发之”，排解不良情绪最简单的方法就是“发泄”。当感觉悲痛欲绝或委屈万分时，不如痛痛快快地大哭一场，让眼泪尽情地流出来，就会觉得舒服些。将消极不良的情绪及时排遣消除，有助于保持平和积极的心态。

## C 转移

我们看电视剧或电影，经常发现这样的情节，一个小伙子失恋了，情绪肯定不好，很郁闷，所以往往会出现一个镜头，就是他去健身房跑步机上跑步去了。实际上这是转移法，即移情法。当然，移情这种调摄方法，除了运动之外，还有其他的，比如琴、棋、书、画，都是非常好的移情法。当你非常认真地在写毛笔字的时候，全神贯注，其他的事情都可以忘记。这就能起到调摄情绪的作用。当消极情绪袭来时，把注意力向其他方面转移，转到可以使自己轻松愉快的事上去。如欣赏音乐、看幽默的小品、听相声、在庭院里散步、欣赏花草树木等，都能使心情得到宽慰。还可以参加志愿服务，为集体、为团队做些力所能及之事，但行好事，莫问前程。这是一种内在的、行动方面的满足。

在老龄化、少子化、单身化、城镇化的大趋势下，出于情感寄托和陪伴需求，“空巢青年”“空巢老人”等纷纷养起了“毛孩子”，“溪柴火软蛮毡暖，我与狸奴不出门”。有研究表明，猫咪的呼噜声频率大约在 25 ~ 150Hz 之间，可以帮助人们减少焦虑和紧张情绪。养狗对缓解压力也有一定帮助，每天遛狗也能促进运动锻炼和社交互动。

当然，情绪的调摄还有一种方法，叫作情志的制约法。情志的制约法是指什么呢？就是要用这种悲来胜怒，再用喜来胜悲，用恐来胜喜，用思来胜恐，用怒来胜思。比如《儒林外史》中的范进中举后，过于喜悦，举止疯癫，这正是“喜伤心”，而后，他被平时最害怕的岳父打了一巴掌，恢复了正常，就是典型的“恐胜喜”。遇到好的事情，要往不好的方面想一想，什么事情都是一分为二的。遇到不好的事情，也要辩证地看一看，这个事情是不是能从坏事变成好事，“塞翁失马，焉知非福”。这就是一种调节情绪的情志制约法。

## 养心动脑为什么会被说成是长寿的密码？

自古以来，长寿之人的“长寿道”多种多样，有人早睡早起，有人晚睡晚起；有人爱吃素，有人爱吃肉；有人不抽烟，但有的是“大烟袋”；有的不喝茶，有的喝浓茶，却都健康长寿。生活方式和习惯虽然五花八门，但有一条，长寿老人都相同，即心胸豁达开阔，性格乐观随和，处事坦然，宠辱不惊。无数事例表明，心胸狭窄、斤斤计较个人得失的人，能过古稀之年者不多见，而胸怀开阔、情绪乐观者，往往可享高寿。中医肿瘤学专家郁仁存教授曾有一句话在网络上广泛传播——“好吃就行，不管什么”。郁老带癌生活十七年，从癌症晚期逆转至88岁高龄，他认为自己抗癌成功在于有着乐观平和的心态，加上对待疾病的科学态度。养生大家都强调“养生莫若养性”。现代医学已证明，人的性格与健康和疾病的关系极为密切。一般而言，性格开朗、活泼乐观、心理健康者，不易患精神病、重病和慢性病，即使患了病也较容易治愈和康复。因而加强性格修养，培养乐观的情绪，是延年益寿的一个重要方面。

## 一、动脑

科学研究表明：人的体力活动能力一般到40岁后开始下降，然而脑力活动能力却要到50岁才达顶峰，人脑力减退的速度大大地慢于体力。当然，人的脑力与体力是对立统一的关系，视觉、听觉和四肢的退行性变化，只是大脑的部分衰退的一种表现。据相关研究，临床上有50%的病症是由大脑退变引起的。可见，勤动脑不仅可以延缓脑部的衰退，还可以预防感觉和肢体等功能的退变。

人们常说“脑子越用越灵”，这是有科学道理的。凡是用脑早、肯用脑的人，大脑和智力的衰退都比较慢。有的人即使步入老年，仍然思维敏捷，创造灵感不减；而懒于用脑的人，在中年时期就显得思维迟钝，记忆力减退。这是因为，人的大脑皮质有

110亿个神经细胞，一般我们只能开发使用其中的10%，还有90%尚未工作。那些经常处于工作状态的脑细胞营养好，寿命也长。不工作或长期停止工作的脑细胞衰退快，病死率也高。勤于用脑的人，其大脑细胞会不断接受外界信息的刺激，使大脑快速释放“记忆分子”，对促进记忆和智力的发展有良好的作用。

勤于用脑者由于输入大脑的血液增多，营养和氧气充分，不仅递减速度慢，且每天都有新的细胞产生，甚至新生的细胞比死亡的还要多。整个脑细胞的活力增强，人的生命力也会相应增强。唐代名医孙思邈，活到老，学到老，他在百岁时完成了《千金翼方》。根据用进废退规律，大脑整体功能的发挥，势必会大大提高老人的大脑活力，“越老越聪明”。

## 二、适度用脑

提倡勤于用脑也要注意适度问题，既要常用，又要劳逸结合。因为大脑本身的能量贮备是有一定限度的，连续工作易引起疲劳，用脑过度能引起兴奋、抑制过程失调，继而出现头痛、头晕、失眠、多梦、记忆力下降、神经衰弱、血压上升、食欲不振、胃肠紊乱等状况，百病丛生，未老先衰。因此，无论看书、读报，还是写文章，当你感到疲劳时，就应该让大脑放松放松，散散步，唱唱歌，欣赏花卉，听听音乐，这样可以对大脑起到舒缓和保护的作用。

一般认为，大脑的左半球负责读书、写字、计算、分析、综合等逻辑思维能力，也称为“理性大脑”或“思维型”大脑；右半球则负责感觉、音乐、美术、体育运动、识别空间等形象思维能力，故称之为“感性大脑”“推测型”或“艺术体育”型大脑。长期以来，人们习惯于主要使用左半球，并称之为“优势半球”。人的大脑左半球尚有待进一步开发，而大脑右半球基本上还是一片待开垦的处女地，对右脑潜能的开发常常被严重忽视。获得 1981 年诺贝尔生理学或医学奖的斯佩里教授揭示：大脑两半球在功能方面具有高度专门化的分工，而且许多较高级功能集中在右半球。这证明了右脑具有大于左脑的开发潜能。人的左右脑的功能是相互配合并能充分地被发挥的。左右互补，功能代偿，可以使大脑的整体功能得到强化。左脑倾向于处理输入型活动，而右脑则更活跃于输出型活动，就好比个人除了读书、看电影、参观博物馆等输入型爱好之外，也应锻炼写作、演讲、手工、烹饪等输出型爱好。

要勤于用脑，适度用脑，科学用脑，使大脑不断接受刺激，又能得到适度的放松调整，从而减慢大脑衰退的过程，达到延缓衰老的目的。

有研究认为，大脑锻炼能够预防、延缓阿尔茨海默病的发生、发展。比如积极参与有意义的集体活动，日常写字、下棋、读报纸、猜谜、讲故事、做拼图游戏等，了解学习新时代的发展，养成终身学习的习惯。

# 四时养生处方

问 自然界有春夏秋冬，人怎样适应四时，保证健康？

答 顺时养生。

## 一年四季中，自然界有春夏秋冬，人怎样适应四时，保证健康？

人秉天地之气而生，行四时之法而成，大自然界里生长着万物，人也是大自然里的一种动物，只不过人类自认为自己是高级动物而已。春有百花秋有月，夏有凉风冬有雪。春夏秋冬四季之中，万物由生到死，由始到终，一年四季的变化同样随时影响人体。人体的五脏六腑、四肢九窍、筋脉肉皮骨等的功能与季节变化息息相关。现代社会节奏快，竞争激烈，生存压力较大，人们顺应春夏秋冬季节的变化进行养生调节，就能未病先防、健康长寿，反之则会患病甚至影响寿命。

不同的季节，养生是有所侧重的。春夏秋冬，是有一些不同的养生方法的。

### 一、春季

春天的时候，自然界是一个什么状态呢？是阳长阴消。所以春夏要注重养阳。可能大家知道到立春的时候，要吃春卷。春卷里一般有豆芽，还有韭菜，我家乡还要用小虾米或虾皮等炒菜，要吃香椿炒鸡蛋、韭菜鸡蛋馅饼，还要多吃葱、姜、蒜、韭菜，来养阳气。这些东西都是生发阳气之品。做父母的发现孩子在一年中的三、四、五月份是长得最快的，如果不抓住这个机会，让孩子长个儿，增加营养，多运动，晒太阳，早睡觉，孩子可能就会失去最佳的生长时机……

除了吃，春季要注意防风养肝木。在起居养生当中，春天往往要注意春捂秋冻，春要捂，而且春天要防春困，要夜卧早起，勤晒被褥。在春季当中，要多晒太阳、多做室外运动。春天要注意养肝，戒郁怒，要防止怒伤肝。在春阳气生发的时候，肝气往往容易郁结。有些人往往在春季容易发生肝病，西医所说的肝炎也很容易在春天发作。得了慢性肝炎，往往到春天容易加重。所以，这时候要注意早先的预防与养生。还有，我们中的一些普通人，到了春天的时候，由于肝气郁结，会发现肋间有些隐痛，或者是神经痛，实际上这些都和肝气郁结有关系，所以从情志上，不要再给他的肝增加负担，要戒怒。春天的时候尤其注意不要生气，不要郁闷。

春季“冬残未尽”“乍暖还寒”，气候变化无常，肌肤渐开，且风为主气，“风为百病之长”，“风为外感病的先导”。春季，人们最易感冒，故应注意保暖，切不可骤然脱掉棉衣，尤其是老人、小儿和体弱多病者更应重视，慎防春寒伤人。

春暖花开之时，花粉在空气中随风飘散，花粉过敏者常常会突然发病，出现流鼻涕、打喷嚏、皮肤瘙痒、哮喘等病症。因此，在春暖花开时节，花粉过敏者应注意休息，避免疲劳，加强锻炼，保证睡眠，增强自身的免疫功能；尽量减少外出活动，外出时戴好口罩、防护眼镜；不要“拈花惹草”，以防过敏性疾病的发生。饮食上也要忌食海产品等发物及刺激之品，以免诱发或加重过敏。

春季气温回升，万物复苏，病毒、细菌等病原微生物也开始易于传播，甲型 H1N1 流感、肺结核、猩红热、麻疹、流行性脑膜炎等传染病最易播散也最易流行。此时，人们都应加强自我保护意识，勤洗手、勤沐浴，居室、办公室也要经常开窗通风，少去或不去公共场所，不与传染病患者接触，减少和避免传染病的发生。

## 二、夏季

夏季气候炎热，万物繁盛。在这一季节里，天地之气已经完全交会，万物开始开花结果。夏至时阳盛阴生，夏天又分为盛夏和长夏，需要防暑，重点在于养心阳。随着气候变暖，暑天的时候，我们还要防暑热。每年，高温地区中暑引起死亡的事例时有发生。另一方面，现在的经济条件好了，还要防空调病，温度可以设定在26℃左右，但不可贪凉露宿。大汗后，电风扇不能对着直吹，以防风吹汗闭，出现发热、感冒等。另外，温度过低也不利于健康。睡眠要充足，环境要保持通风且凉爽。夏天，在饮食方面要清淡，要多吃清暑健脾益气的食物，少吃冷饮。许多人冬季咳嗽咳痰，女性夏季痛经，与无节制地吹空调，吃冰棍、冰激凌有很大关系。《黄帝内经》有言“形寒，寒饮则伤肺”。夏季，在空调房间不建议穿露脚趾头的凉鞋，防止寒从足起；不建议穿露脐装，防止寒邪直中；建议在空调房里准备外套或披肩，防止肩背受凉。

在长夏季节，我们经常说的桑拿天，气温特别高，在30℃以上，同时湿度又特别大，能达到60%左右。一会儿出太阳一会儿又下雨，地湿上蒸，天暑下逼，形成湿热弥漫的环境，所以要防湿邪。饮食上，多用一些清淡清利的东西，比如西瓜。多吃蔬菜，水果适中，夏季不要图一时快活而贪图冷饮、汽水、甜饮料等，以免损伤脾胃；不要吃不洁食物或变质食物，以防夏季肠道疾病。夏季虽酷暑难熬，也要少直接吃从冰箱里拿出来的东西。少吃黏的东西，如汤圆、年糕、粽子等不易消化的食物。肉食也要酌减，因为这些很容易导致脾胃不和。饮食上宜食益气生津之物，多喝清暑解热的绿豆汤或绿豆粥、粳米粥、薏米粥，多吃苦味清火的苦瓜和新鲜蔬菜。经常喝一些绿茶、菊花茶。从情志的角度，要养脾，忌忧思。

此外，我们还应“夜卧早起”，做到情绪平和、心情舒畅，切忌怒发冲冠；不要厌倦炎热，不要心烦意乱，俗话说：心静自然凉。顺应夏季主气，让体内的阳气得到自然宣散，确保身体气机宣畅、功能旺盛。夏季热浪滚滚，暑气逼人，应避之有时。宜选择阴凉通风处纳凉避暑，减少室外作业时间，干活尽量躲避烈日炎炎的中午。同时需多饮凉开水，及时补充水分与电解质，尽量减少出汗，如感不适要及时休息，慎防中暑。

## 三、秋季

秋季天气清肃、草木凋零，肃杀之气会影响人体。天气转凉，阳气渐收，阴气渐盛，阴长阳消。秋冬要注重养阴，要注意防燥，保肺金。你会发现，许多有呼吸系统疾病的人，到这个时候就容易旧病反复，咳嗽且干咳少痰。呼吸有些不畅，这跟肺金的燥热有关系。在北方，很多人到秋天容易皮肤干、鼻子干、嘴唇干，甚至流鼻血，这都是与秋天由燥气所主有关。在起居方面，早秋要防温燥，晚秋防凉燥，还要防秋季的感冒。秋季的感冒不仅是普通感冒，也可以是流感，如果误判就有可能发展成重症。饮食上，我们要吃一些清润甘酸的东西，比如喝点银耳百合粥，吃点梨，喝梨水、荸荠水，这些都是清润、甘酸的。最适合的运动是太极拳、八段锦。用小力度运动，以避免损害健康。

早秋时节温度较高，经过一个夏天，尤宜顾护脾胃，饮食宜清淡，多食健脾养胃的食物，如山药、莲子、扁豆、薏苡仁、山楂、牛奶、豆制品等，忌食辛辣油腻厚味之品，忌过饥过饱，以免伤及肠胃。患有慢性胃病者，特别要注意胃脘部的保暖，适时增添衣物，夜间睡觉要盖好被子，以防腹部着凉而引发胃脘痛或加重旧病。

秋季调养的重点是养肺，要减少悲伤，控制好情绪，保持神志安宁，舒张收敛有序，生活上保持积极、乐观、平和的心态。“笑”是一种最“便宜”且有效的养肺方法。“笑”可减缓肃杀之气对人体的影响，保持肺的肃降功能正常。深秋季节，雨水渐少，天气干燥，饮食要以“滋阴润肺”为基本准则，多吃酸甘化阴生津、滋阴润肺的百合、银耳、芝麻、核桃、糯米、蜂蜜、甘蔗、话梅、山楂等酸味食品；多饮水、多吃水果与绿叶蔬菜，少吃葱、姜、蒜、辣椒等辛辣食品，以免耗伤阴津，出现皮肤干燥、口唇干裂、口舌生疮、咳嗽、毛发脱落等“秋燥”现象。

## 四、冬季

冬季水寒成冰，阳气肃杀。冬季要防寒保精血，要避寒防病。冬季阴盛阳消，冬至是阴盛阳生，在起居当中，要注意开窗换气。每天早晨上班之前半小时，晚上睡觉之前一小时，要通通风，而且不要蒙头睡觉。住在城市里的人早晚上下班高峰时要少开窗户，此时空气污染较重。

冬天，我们一般说，要进补。冬天有很多的动物是要冬眠的。自然界的植物，在北方有非常典型的四季的生、长、化、收、藏特点。冬天要藏，养精蓄锐，为了下一个春天的到来而积蓄能量。物质基础是需要在冬天奠定的。许多注重健康的人，到深秋看医生，医生通过望闻问切，辨证后，开了调养方子，做成中成药，或做成膏方来让他服用，都是很好的冬季保养方法。如果肾精不足，到春天的时候容易导致心脑血管的疾病，或者引起旧病复发，这都是因为冬天没有养好。所谓“冬不藏精，春必病温”。冬天是以养肾为主，而且要避惊恐。

冬季，人们须“早卧迟起”。早睡以养阳气，迟起以固阴精。不要轻易扰动阳气，妄事操劳。要使神志深藏于内，安静自若；要躲避寒冷，求取温暖，冬季气候会诱使一些慢性病复发或加重，寒冷还会使血压升高诱发中风、心肌梗死，加剧溃疡、风湿病、青光眼等疾病的症状。所以，人们尤其需要注意防寒保暖，备好急救药品，尤其是中老年人，不要在冬天大清早晨练，慎防心脑血管疾病的发生和各种病症的加重。糖尿病患者还须做好足部保暖，预防糖尿病。冬季宜扶正固本，增强抵抗力。食补宜多吃红枣、桂圆、羊肉、黑米、黑芝麻、枸杞和核桃仁、榛子、松子、栗子等；药补须在医生指导下进行，切不可滥服补品，反而给机体加重负担，甚至造成损伤。每天可艾灸神阙、足三里、中脘、关元、气海等穴位保健。

# 环境养生处方

问　在不良的生活环境中，人们应该怎样保护身体，尽量避免环境的伤害？

答　关注环境，注重护养，关注生活的细节。

山林深远，固是佳境，独往则多阻，数人则喧杂。必在人野相近，心远地偏，背山临水，气候高爽，土地良沃，泉水清美，如此得十亩平坦处便可构居。若有人功可至二十亩，更不得广。广则营为关心，或似产业，尤为烦也。若得左右映带岗阜形胜最为上地。地势好，亦居者安，非他望也。

——孙思邈

## 在日益恶化的生活环境中，人们怎样保护身体，尽量避免环境的伤害？

### 第一，自然环境与养生

我们所处的城市或农村的地形怎么样，空气是新鲜的，还是被污染的？饮用水质量如何？有一些是天然的环境，有一些可能也跟人为的环境有关。如果水被污染了，就会影响到我们的健康。

人类生活在自然界中，人体的生理功能、病理变化又不断地受到自然界的影响，自然环境的优劣直接影响人们寿命的长短。唐代孙思邈的《千金翼方》中也提到："山林深远，固是佳境，独往则多阻，数人则喧杂。必在人野相近，心远地偏，背山临水，气候高爽，土地良沃，泉水清美，如此得十亩平坦处便可构居。若有人功可至二十亩，更不得广。广则营为关心，或似产业，尤为烦也。若得左右映带岗阜形胜最为上地。地势好，亦居者安，非他望也。”古代的庙宇、行宫，多建筑在高山、海岛、多林木的风景优美地区，现今的疗养基地，也基本上都建于这些地方，充分说明环境养生与康复医学中“疗养”的指导思想是一致的。现代“长寿村”大多位于山区或偏远地区，自然资源丰富，远离工业污染和城市喧嚣。总的说来，洁净而充足的水源、新鲜的空气、充沛的阳光、良好的植被以及幽静秀丽的景观等都是适宜人类生存的自然环境。相反，大气污染、水源污染以及不良的地理条件则造成某些疾病的患病率和死亡率升高。

## 第二，居住环境与养生

居住环境的清洁、安静，甚至居住环境被美化和绿化的程度，都可能会影响我们的健康。我们可以量力而行，选择适宜我们的居住环境。居住的地方要阳光充足、空气流通、温度适宜，且能避开潮湿、污染。要达到这样一些基本条件，房屋的朝向选择是至关重要的。就我国大部分地区而言，建房的最佳坐向应该是坐北朝南，但如果是在南半球，如南美洲，则应以坐南朝北为好。选择居住地应避开不利于健康的水源、矿藏，避开高压线强电场、强磁场和有超声波、放射线的地方，选在自然环境优越的地方。有条件的情况下，应把建房位置选在依山傍水的地方。苍松翠柏，山泉流水，这样的居住环境清幽，令人神清气爽、心旷神怡，最有利于健身防病。居住环境的建筑方面，既要选择良好的地址和理想的朝向，又要考虑到各地区的地理条件和气候特点、人民的生活习惯、物质条件和人口的发展情况，因地制宜地创造出不同特点的房屋结构。

## 第三，居室环境

如果是在室内，通风、采光、湿度、温度怎么样才好？甚至居室装饰当中的色彩、气味、气温、湿度、气流、辐射等，都可能会影响你的身体健康。通风不好，肯定对健康不利；如果采光不好，不仅植物无法进行光合作用，也会影响我们体内一些维生素的转化；如果湿度高，我们体内也会感到很不舒服。温度过低，有时候会引发一些心脑血管病的急性发作。冬季，如果室内日照时间长，通过紫外线的杀菌和促进维生素 D 的合成，帮助钙吸收，又可免于微生物的感染，适于虚弱的患者以及患胃肠疾病、贫血、肾炎、佝偻病者居住。北面开窗的阴面房间，具有清凉的微小气候，适用于高血压及易烦躁发怒的人居住，有助于解除高血压人群的紧张情绪，从而使降压药物更好地发挥疗效。

居室内的基本要求是：冬天温暖舒适，夏天清爽凉快。一般说来，居室内的适宜温度为 16 ~ 24℃，相对湿度是 40% ~ 60%，冬季湿度不要低于 35%，夏天不宜大于 70%。在这种情况下，皮肤的温度基本上没有变化，机体和外界环境也维持着良好的热平衡。如果室内温度过低或过高，湿度过大或过小，都会使人感到不舒服。室温过高，环境闷热，常可引起感冒、中暑等；室温过低，易发气管炎、心肌梗死及脑血管病。尤其对于老年人而言，室温更为重要，室温低可发生“老年低体温症”，严重的低体温症常有意识障碍、颈项强直、血压下降、心动过缓或心律不齐等症状。如果室内过于潮湿，空气过于污浊，就常会使人因气血郁滞而发病。久居湿地，常可引起感冒、肾炎、湿疹、风湿病等。所以，我们要经常通风。居室内的自然通风可以保障房间内的空气新鲜洁净，排出室内湿热秽浊之气，还可加强蒸发散热，改善休息环境。通风差的住宅，则容易发生或传播各种传染病，特别是呼吸道的传染病，如麻疹、白喉、猩红热、百日咳、肺结核病等。

色彩对于一个人的心情影响很大，你本来从早到晚已经活动一天了，回家以后，你进到一个红色的房子里，会更加兴奋，不能安静下来。所以，繁忙的你最适合的房子，是用淡绿色、淡蓝色或者米色色调装饰的。

在目前的情况下，环境养生有一些突出的问题，比如说，环境污染所导致的疾病。在家居装饰过程中，有的朋友为了省那几万块钱，没有用绿色环保的装饰品材料，可能就伤害了你和家人的健康。装修过后，人们容易出现皮肤瘙痒、发疹子、打喷嚏、流鼻涕、睡眠差，或易感冒，甚至女性朋友还出现月经不调的症状。甚至有一些家里装修后的家庭，小孩出现了的血液方面的疾病。有权威专家发布，小儿的、少年的白血病，有 70% 跟 1 年之内进行过家庭装修有关系。所以，作为家长来说，要尽量避免这些问题的发生。

室内环境还包括避免或减少微波炉、电磁炉、电吹风、手机的使用频率。要尽量少用，必须用时人要尽量远离它们。手机使用时最好用耳机或免提。接打手机电话还有“三要领”：第一，电话接通 3 秒后，再放耳朵上听；第二，尽量不在电梯、高铁、汽车，以及充电时打电话；第三，不要把手机放在左上衣口袋或裤兜里和枕头边。手机的辐射是确定的，但在上述第一、二种情况下，手机的辐射最严重，所以要尽量避免。可穿戴设备产生的非电离辐射对人体健康的影响有限，但仍要注意保持适当距离，尽量缩短使用时间。另外，现代城镇的私家车越来越多，车内的装饰，包括机器零件中可能有损害健康的物质。如果车内通风不好，时间长了也会成为健康的危险。另外，办公室的环境很容易让我们得空调病，需要注意的是，带有回风（室内空气的循环利用）的集中空调系统存在一定的交叉感染风险。据报道，大型公共场所空调冷却水中嗜肺军团菌检出率高达 30% ~ 70%。这种病菌可引起急性呼吸道传染病。现在有很多建筑物都安装的是中央空调，从人体健康角度考虑，也需要我们做一些完善的措施，比如定期清理过滤管道，以及让空调房间定时通风换气。

# 起居养生处方

问 怎样的起居才能健康？

答 每天追逐太阳的人才能变得健康。

## 气血随时间在体内流注

气血在一天内的不同时辰会流经不同经络。

### 5—7点（卯时）

卯时大肠经最旺，最有利于排泄。有人有便意但是很难排出大便，怎么办？你可以试试，每天早上起床后先喝上一杯温开水，可以加点蜂蜜，出汗多的人可以加点盐。喝完水揉揉胃，一会儿就会有便意。早上解了大便，有利于排泄糟粕，防止肠内的毒素被重复吸收，保证大肠清洁通气。肚子舒服多了，心情也会轻松。

### 7—9点（辰时）

辰时为胃经运化期，吃好早饭很重要。身体在一天中营养吸收最充分的时候就是早上。早餐吃得丰富为好。

不管哪种餐谱都要配一小碟醋泡黑豆、几片醋泡生姜片，早晨不出门也可以吃黑木耳拌圆葱丝，这些可以补充我们人体的阳气。长期不吃早饭的人容易得胆结石和其他营养不良的病。

### 9—11点（巳时）

巳时为脾经主时，脾经气血充足，上荣面部，使得面容相较于其他时间更好。

### 11—13点（午时）

午时为心经主时，是天地气机的转换节点。太阳此时在最高处，过了这个点儿，太阳就西下，此时人体阳盛阴弱，阴阳顺接就像交接班，不能忙乱，需要安静，所以此时最好午休。午饭要吃饱，午饭时间不宜长，饭后最重要的是闭眼休息，哪怕睡不着也需要闭目养神。职场人士可躺睡或靠椅坐睡，尽量避免趴睡。如果你中午在应酬之中得不到应有的平和，下午就会没有精力，工作效率也不高。

## 13—15点（未时）

未时为小肠经主时。小肠为身体的“总管”。此时是最适合喝水的时候。健康成年人体液总量约占体重的60%～70%，且随年龄、体质、器官类型动态变化，所以需要不断地新陈代谢，每日饮水6～8杯就有助于细胞更好地新陈代谢。我想，“流水不腐”的道理人人都知道的。有“进”才能更好地“出”。顺便说一下，喝水的杯子，玻璃的、瓷的、紫砂的、不锈钢的都可以，不要长时间用塑料的杯子喝水，也不能长期用纸杯喝热水、热茶、咖啡。

## 15—17点（申时）

申时为膀胱经主时，此时排毒最佳。一般来说，白天每2小时左右小便一次为好，及时把体内的废物排出去。如果长时间憋尿，加重泌尿系统的负担，易诱发前列腺炎和女性泌尿系统感染，年龄越大越容易加重。

## 17—19点（酉时）

酉时为肾经主时。肾贮藏精华，补元气。这是吃晚饭的时间，年龄大的人晚饭少吃为佳，有人总结说晚饭不仅量要少，还要吃得粗淡，少吃肉。有不少年轻人一天三顿饭就指望晚饭好好吃，久而久之就胖起来了，一查B超才发现有脂肪肝。再过几年，又发现血糖高、血脂高，甚至血尿酸也高。也有的人下班太晚，晚饭在晚上八九点甚至更晚时间才吃，容易消化不良。快要休息了，你的肠胃还在加强蠕动，也会影响睡眠。所谓胃不和则卧不安。

### 19—21点（戌时）

戌时为心包经主时，此时最适合与朋友或家人聊聊天，交流感情，身心愉悦。

### 21—23点（亥时）

亥时为三焦经主时。此时最适合入睡，以助百脉修养。

### 23—1点（子时）

子时为胆经主时。此时阴气最重。为了保护体内初生的阳气，务必睡觉。因为只要动，哪怕仅仅在电脑前睁着眼睛熬夜，也伤阳气。此时间段避免观看恐怖片、激烈辩论或职场沟通类内容。

### 1—3点（丑时）

丑时为肝经主时。血归于肝。此时只有睡眠才能养足肝血，带动全身排毒。此时对肝的保护很重要，如果此时不睡眠，人体血液主要供给脑部，内脏供血减少，肝脏缺血缺氧，肝脏的排毒功能也减弱，时间久了，会造成肝脏的损害。轻则会发生消化系统疾患，重则发生免疫系统疾病。青年人最容易发病。所以，“长期熬夜等于慢性自杀”的说法并不夸张。若有急性或慢性肝炎或肝硬化病的人，更得注意不能熬夜。

### 3—5点（寅时）

寅时为肺经主时。此时是气血由静到动转化的过程。有呼吸系统疾病的患者更应注意，尤其要保持呼吸道的通畅。

## 起居有常，劳逸适度

起居作息对于人的健康养生而言，也是非常重要的。怎样通过起居作息来达到养生保健呢?

起居有常是一个原则，包括起卧有规律，劳逸适度。

有很多疾病是积劳成疾，甚至也有很多人是累死的，所以劳逸结合非常重要。人们常说，不要让自己的身体过分透支，要储蓄健康，只有这样，你对社会的贡献才是长久的。身体是革命的本钱。

还有，生活一定要规律，要保持合理的作息习惯。唐朝著名养生家、医学家孙思邈所著的《备急千金要方》指出“寝息失时伤也”。“善摄生者，卧起有四时之早晚，兴居有制和之常制”。意思是：要根据时令制定一套符合生理要求的作息制度。孙思邈对人们的四季作息时间，还提出了不同的要求。指出“春欲晏卧早起，夏及秋欲侵夜乃卧早起，冬欲早卧而晏起，皆益人”。并指出“虽云早起，莫在鸡鸣前，虽云晏起，莫在日出后”。这种论述很有道理。因为人体时刻处在动与静的交替之中，只有适应四季气候变化的客观规律，日出而作，日落而息，才符合人体的生理要求，有益于身体健康。孙思邈养生有法，身体力行，所以他活到了一百多岁高龄。

中医认为，一日之内随着昼夜晨昏及阴阳消长的变化，人体的阴阳气血也会自动进行相应的调节而与之相适应。人体的阳气在白天运行于外，推动着人体的脏腑器官进行各种活动，所以白天是学习或工作的最佳时机。夜晚，人体的阳气内敛而趋向里，则有利于机体休息以便恢复精力。现代医学研究也证实，人体内的生物钟与自然界的昼夜规律相符，按照体内生物钟的规律而作息，有利于机体保持健康。

一年起居有常指人体应按照春、夏、秋、冬四季的变化规律对起居和日常生活进行适当的调整。一年四季具有春温、夏热、秋凉、冬寒的特点，生物体也相应具有春生、夏长、秋收、冬藏的变化。人体在四季气候条件下生活，也应顺应自然界的变化而适当调节自己的起居规律。《黄帝内经》称“春三月……夜卧早起……夏三月……夜卧早起……秋三月……早卧早起……冬三月……早卧晚起。”意思是四季的作息时间应有所不同，“春夏养阳”宜晚睡早起，而“秋冬养阴”则应“早卧早起”继而“早卧晚起”。我们可以根据自己的具体情况对作息时间作适当调整。

## 三叩九咽，浴身保健

口腔保健“三叩”，是指叩齿。我们谈到过，肾是主骨的，齿为骨之余，所以要叩齿。上下牙齿相叩，可以强肾，强骨骼。这个活动最好能常做、多做。比如每天早晚各做一次，一次做

1～2 分钟。时间长了，你自己就会感觉到你的牙齿变得坚固，而且本身还可以通过这样的经络调节，达到强肾的目的。

九咽，是指用舌尖去舔上腭，可以前后左右滑行，或用舌尖来转圈。完成这个动作后你会发现，你的口中产生了唾液，这个唾液不要吐出去，要把它咽下。因为人体当中，有一个非常重要的系统，就是津液与气的系统。津的上升需要气，而津液可以化生为气。那么，我们如果早晚做个动作，尤其是早晨，对于津液系统的激活和调节会很有帮助。晚上也需要这样一个调节，然后再入睡，这样就能有利于在晚上的时候津气系统处于一个平稳的循环状态，可以减轻晚上口干的情况。

除了三叩九咽之外，我们还有浴身保健法。水浴、日光浴、空气浴，都是我们日常起居可常用的养生方法。一般来讲，上午 10 点后到下午 4 点前是日光浴的较佳时间，照射时长不宜过久，气温过高时不宜进行日光浴，以防中暑或皮肤晒伤，同时注意不应在日光浴过程中看书看报，以免对眼睛造成损伤。

还有服装方面，也要顺时适体，这也是起居养生的一种内容。

## 冷面，温齿，热足

在每日起居养生中，还应注意要长期坚持“冷面、温齿、热足”的保健方法。

### 一、冷面

冷面是指用冷水洗面。冷面可以提神醒脑，使人头脑更为清醒，特别是早晨用冷水洗脸可以迅速去除倦意，振奋精神。冷面还可以促进面部的血液循环。

## 二、温齿

口腔内的温度是恒定的，如果刷牙或漱口时不注意水温，经常骤冷骤热，则会导致牙齿和牙龈出现各种疾病，使牙齿寿命缩短。

## 三、热足

热足指每晚在临睡前用热水（45℃左右）洗脚泡脚。中医认为，双足是人体阳经和阴经的交接处。有许多穴位，对身的气血运行起着重要作用。西医认为，足部为肢体的末端，又处于人体的最低位置，离心脏最远，血液循环较差，用热水泡脚洗脚，可促进人体的气血运行，有舒筋活络、颐养五脏六腑的作用。西医讲热水泡脚可促进全身血液循环，从而达到增强机体各个器官的生理功能和恢复体力的目的。热足，脚汗出是气血旺盛的象征之一，当然，如果脚汗出伴脚气、脚臭，那可能就是湿热下注、微生物滋生的病理状态。

# 睡眠养生处方

问 怎样的睡眠才是健康的呢？

答 临床大量实例告诉我们，睡子午觉，对健康有益。

在所有的休息方式中，睡眠是最理想、最完整的休息。

## 高质量的睡眠是身心健康、精力充沛的源泉

在人的生命之旅中，大约有 1/3 的时间是在睡眠中度过的，也正是这 1/3 的时间，才为人 2/3 的时间里进行工作、学习、起居、娱乐等活动提供了可靠保证。有人写了一副对联，上联是“生命在于运动”，下联是“精神来自睡眠”。这两句话深刻反映了人体生命活动的规律。在所有休息方式中，睡眠是最理想、最完整的休息。在睡眠状态下，人的肌肉放松，心率减慢，血压降低，呼吸减慢，唾液和尿液分泌减少，代谢降低，只维持必要的基本功能。研究显示，大脑在睡眠之中的耗氧量最少，良好的睡眠能使呼吸、循环、消化、内分泌等各种功能得到全面休整，促进身体各部分的生长发育和自我修补，使免疫功能、抗病能力增强，有利于精力恢复和脑力提高。

美国一项研究显示，一组受测者被限定每天睡眠不能超过 4 小时，然后接种流感疫苗，其结果跟良好睡眠接种组相比，前者产生的抗体不到后者的一半。有位生理学家用狗做过实验：每天只给狗喝水而不给食物，狗能活 25 天；若连续 5 天不让其睡眠，结果体温下降 4 ~ 5℃，若超过 7 天不睡觉，便有生命危险。缺乏睡眠对人身心健康的危害也是很大的。然而，在现代社会中，加夜班、夜生活连轴转等却成了很多人的家常便饭。随着生活压力的增大和不良生活习惯的养成，越来越多的人开始遭遇

睡眠问题的困扰，对身心健康造成了极大危害，影响人们延年益寿。

中医认为，睡眠不仅仅是身体的休息，更是阴阳平衡、气血调和、脏腑功能恢复的关键过程。在中医的视角下，高质量的睡眠是身心健康、精力充沛的源泉。想象一下，我们的身体就像一台精密的机器，经过一天的运转后，需要一段安静的时光来进行维护和修复。而睡眠，正是这台机器进入“保养模式”的开关。在中医的智慧中，睡眠被赋予了更深层次的含义——它是身体与自然界的和谐共鸣，是阴阳平衡的体现。

## 怎样的睡眠才是健康的呢?

健康的睡眠，不仅在于睡眠本身，更强调通过调整生活习惯、饮食起居、情绪管理等多个方面来改善睡眠质量。想要收获健康的睡眠，就要顺应自然节律、调整饮食起居、做好情绪管理。

人体生命活动与外界环境是息息相关的，尤其是与自然界的阴阳变化紧密相连。因此，想要收获健康的睡眠，就要顺应自然节律，合理安排作息时间。

《素问·金匮真言论》中提到：“平旦至日中，天之阳，阳中之阳也；日中至黄昏，天之阳，阳中之阴也；合夜至鸡鸣，天之阴，阴中之阴也；鸡鸣至平旦，天之阴，阴中之阳也。”这段话形象地描绘了自然界一日之中的阴阳变化，而我们应该根据这种阴阳变化来安排自己的作息时间。在阳气最盛的白天（平旦至日中），我们应该积极活动、工作和学习；而在阴气渐重的夜晚（合夜至鸡鸣），则应该收敛心神、准备入睡。

同时，我们还要养成睡“子午觉”的习惯。“子午觉”是传统中医睡眠养生法之一，强调在子时（夜间 23 时至 1 时）和午时（白天 11 时至 13 时）入睡。子时是阴气最重、阳气初生之时，此时入睡可以养阴；午时是阳气最盛、阴气初生之时，此时小憩可以养阳。阴阳并养，有助于保持身体功能的平衡和稳定。

我们的身体就像一棵大树，而自然界的阴阳变化就像是四季的更迭。大树在春天生长旺盛，夏天枝繁叶茂，秋天果实累累，冬天则收敛收藏。同样地，我们的身体也应该顺应自然界的阴阳变化来调整自己的作息。在阳气充足的白天，我们应该像大树一样积极生长、努力工作；而在阴气渐重的夜晚，则应该像大树进入冬眠一样，收敛心神、安心入睡。这样，我们的身体才能保持健康、充满活力。

同时，睡眠也要注意方位与姿势。一般来说，头北足南以右卧为最好。“卧如弓”，右卧以舒脾气，让气血归于肝。最好不要趴着睡觉，否则对心脏和胃肠都有压迫。尤其是喝酒后，禁忌平躺。我就听说过这样的故事：一位老板晚上去应酬，喝了不少酒，回家以后，太太一看他又喝多了，就不理他。他径直走进卧室，把自己摔到床上就睡着了。半夜里，他胃里的食物往上返，呕吐物进入气管最后窒息而死。事情发生后，他太太后悔莫及。假如他的睡眠姿势不是平躺而是侧卧，可能这个悲剧就不一定会发生。睡眠的不良姿势不仅不利于保健，甚至还有可能对你的生命造成伤害。还有，睡眠时卧具、床铺要舒适，要不软不硬。现在有的床太软，实际上对颈、胸、腰都不好，尤其是老人和小孩，以及腰不好的人，就更不能睡软床了。另外，枕头也不能太高。有一些枕头太软了，实际上也不利于自己头部和颈椎的休息。在临床中，我见到很多得颈椎病的人经常会出现脖子发紧、头痛、手麻的症状，详细询问，才发现他们的睡姿都不正确。在纠正了睡姿，辅以治疗之后，这些患者的病情就逐渐好转了。

此外，睡眠还有以下一些注意事项：

### 一是，忌在睡前七情过极

跟人发了一顿火，或哭了一场后马上睡觉，都会严重影响睡眠质量。家长会发现，大哭一场的孩子在睡觉时都会一惊一乍的，他们总是心神不定。发火后睡觉的成年人，他在睡眠中做的梦也都是在跟人吵架。

### 二是，睡前切忌多言

我们在一天很繁忙的工作学习结束之后，想着跟朋友聊聊天，或者是跟亲友聊聊天，但这一聊就容易说多了，或者“电话粥”一煲就是一两个小时。这些都不适合在睡觉前去做。睡觉前不要用手机打时间过长的电话。因为手机辐射毕竟会对我们的健康有一定影响，但我们现在谁也离不开手机，那么就要避免手机对人体产生过多的影响。

### 三是，睡前切忌大量饮水

有的人说大量饮水对皮肤好，对身体好。但实际上，在睡前一个小时之内，大量饮水对健康是不利的，会增加肾脏的负担，夜间起床排尿也影响睡眠，也可能会引起眼袋的加重。另外，饮水时如果加入浓茶或咖啡，那对神经调节就更加不利，睡眠质量很容易受影响。

想要收获健康的睡眠，还要调整饮食起居，让身体回归自然。中医认为饮食起居是影响睡眠质量的重要因素之一。通过合理的饮食搭配和起居习惯，可以改善身体的阴阳平衡、气血调和状态，从而提升睡眠质量。“胃不和则卧不安”，很多小孩就是因为胃肠积食生热，所以睡觉总不踏实，总在蹬被子，还磨牙说梦话等。

中医还强调“食饮有节”，即饮食要有节制、有规律。在睡前避免过饱或过饥，以免影响睡眠。有一些朋友晚上特别喜欢吃夜宵，加完班以后，一定要吃得饱饱的，甚至这一天的饭都让一顿夜宵给填补了，然后晚上没有时间消化就回去睡觉，这样的话睡眠质量肯定不高。同时，也要根据个人的体质和季节变化选择合适的食材进行调养。比如，阴虚体质的人可以多吃一些滋阴润燥的食物，如银耳、百合等；而阳虚体质的人则应该多吃一些温补的食物，如羊肉、桂圆等。

中医提倡“起居有常”，即保持规律的作息习惯。每天按时起床、按时睡觉，有助于调整身体的生物钟和内分泌系统，使身体逐渐适应一种稳定的作息模式。此外，保持卧室的安静、整洁和通风也是提升睡眠质量的重要因素。

我们的身体就像一台精密的时钟，而规律的作息习惯就像是这台时钟的指针。只有当指针按照固定的节奏转动时，时钟才能准确地显示时间。同样地，只有当我们的身体保持规律的作息习惯时，才能保持身心的平衡和稳定。因此，我们应该像守护时钟的指针一样，守护自己的作息习惯，让身体在规律的节奏中保持最佳状态。

除了顺应自然节律、调整饮食起居之外，想要收获良好的睡眠，还需要进行必要的情绪管理。中医认为，情绪是影响睡眠质量的重要因素之一。过度的焦虑、紧张或抑郁等负面情绪会导致心神不宁、气血不和，从而影响睡眠。因此，学会管理情绪、保持心灵的宁静是提升睡眠质量的关键。

我们要学会放下，释放内心的负担。在日常生活中，我们难免会遇到各种挑战和困难。然而，过度的担忧和焦虑只会让问题变得更加复杂。要学会放下内心的负担，不要过度纠结于过去或未来的事情。通过冥想、瑜伽等放松身心的活动，让自己的心灵得到释放和宁静。

乐观的心态是保持身心健康的重要因素之一。建议培养乐观的心态，积极面对生活中的挑战和困难。通过寻找生活中的乐趣和美好事物、与亲朋好友分享快乐等方式来提升自己的幸福感和满足感。

## 睡眠养生小贴士

为了让中医睡眠养生的智慧更好地融入我们的日常生活，下文提供几个简单实用的日常小贴士，帮助大家改善睡眠质量、享受健康人生。

### 睡前泡脚——放松身心的小秘诀

睡前用热水泡脚是一种简单而有效的放松身心的方法。热水能够促进血液循环，缓解疲劳，帮助大脑和身体放松。在泡脚时，可以加入一些具有安神助眠功效的中草药，如薰衣草、艾叶等，以增强效果。

### 适度运动——提升睡眠质量的助力器

适度的运动能够帮助我们消耗多余的能量，缓解压力，改善心情。但需要注意的是，运动时间不宜过晚，以免过度兴奋，影响睡眠。建议选择早晨或下午进行运动，让身体在夜晚时处于更加放松和疲惫的状态，有助于入睡。

### 调整卧室环境——打造舒适的睡眠空间

卧室环境对睡眠质量有着至关重要的影响。为了打造一个舒适的睡眠空间，可以注意以下几点：保持卧室的安静和整洁；选择柔软舒适的床上用品；调整房间的温度和湿度至适宜范围；避免在卧室中放置过多的电子产品和刺激性的装饰品。

### 饮食调养——滋养身心的美食之旅

饮食调养在中医睡眠养生中占据着重要地位。为了改善睡眠质量，可以多吃一些具有安神助眠功效的食物，如红枣、核桃、龙眼肉等。同时，避免过度摄入咖啡因和酒精等刺激性物质，以免对睡眠造成不良影响。

### 培养良好的睡前习惯——为优质睡眠做好准备

良好的睡前习惯是优质睡眠的重要保障。建议在睡前进行一些放松身心的活动，如阅读、听音乐、冥想等。同时，避免在睡前进行过于兴奋或刺激性的活动，如观看恐怖电影、玩电子游戏、看短视频等。让身体逐渐进入放松和疲惫的状态，为优质睡眠做好准备。

睡眠是生命的重要组成部分，它关乎我们的身心健康和生活质量。中医睡眠养生作为一门古老而智慧的学问，为我们提供了一套独特而有效的改善睡眠的方法。

# 饮食养生处方

问 民以食为天，有朋友说大多数疾病都是吃出来的？真的是这样吗？

答 是的，全球早逝群体中约有 47% 的人是由于饮食失衡。

# 中医饮食养生智慧

世界著名的医学杂志《柳叶刀》曾公布了一份研究报告，说全球早逝的群体中约有 47% 的人是由于饮食失衡所致。我国国家卫生健康委员会针对全国居民营养与健康现状进行过专项调查，发现国民膳食结构不尽合理，肉类及脂类消费过多，而谷类食品消费偏低，心脑血管疾病、糖尿病、高脂血症等许多常见病都与饮食密切相关。这提醒我们应当高度重视日常饮食的合理调配。

饮食养生是中国传统文化中的瑰宝。早在两千多年前的《黄帝内经》中，古人就开始重视饮食养生的重要性。中医认为所有食物都有寒、热、温、凉之性以及酸、苦、甘、辛、咸之味，不同的性味对身体脏腑有不同的作用。例如，寒凉食物对于热性体质有调节作用，而寒性体质的人应少吃或不吃这类食物，否则可能对其造成伤害。因此，在选择食物时，并不存在绝对的好坏之分，关键在于是否适合个人的身体状况。

此外，《黄帝内经》还提到“五谷为养，五果为助，五畜为益”，即各种谷物作为主食具有调养脾胃的作用，水果富含多种维生素，有助于身体吸收足够的营养，肉类则有补益的功效。虽然素食主义受到一些人的推崇，但中医并不提倡完全不吃肉，因为适量摄入肉类可以帮助人们应对高强度的工作和学习，同时补充身体所需的营养成分。还有“五菜为充”，意味着蔬菜可以补充人体所需的各种微量元素和其他营养物质。正如古籍所言，“气味合而服之，以补益精气”，通过不断补充人体所需的精气，使饮食转化为更多气血，才能保证身体健康。

从古代智慧到现代科学，饮食与健康之间的联系得到了越来越多的认可。《黄帝内经》不仅强调了食物的性味归经，还提出了“不时不食”的理念，即根据季节变化调整饮食习惯，顺应自然规律。春天宜食用清淡、发散性的食物如青菜、竹笋等，以助阳气生发；夏天则适宜多吃清凉解暑的食物，如绿豆汤、西瓜等，以防暑降温；秋天气候干燥，应该增加滋阴润燥的食物，如梨、银耳等；冬天寒冷，需要摄取温热性质的食物来保暖御寒，比如羊肉、红枣等。这种随季节而变化的饮食文化体现了中华民族对自然界深刻的理解和尊重，也是维持身体健康的重要方法之一。同时，中医理论中还特别强调“胃喜暖恶寒”的观点，即保护好脾胃功能，避免过度食用冰冷刺激性强的食物，以免损伤脾胃阳气，影响消化吸收功能。

中医强调药食同源，中药多来源于天然植物、动物或矿物，很多药材同时也是常见的食材。例如，枸杞既是中药材，也是家庭常备的养生食材，具有滋补肝肾、明目等功效。又如生姜，既能作为调味品增添菜肴风味，也是一味常用的中药材，可用于祛寒解表、止呕开胃等。这些例子充分展示了食物与药物之间紧密的关系，也说明了通过合理搭配食物可以在一定程度上达到预防和治疗疾病的效果。

中医饮食养生倡导的是一种整体观念下的健康管理方式，旨在通过日常饮食调理促进身心健康，实现人与自然和谐共生的理想状态。在这个过程中，不仅要注重食物的选择和搭配，还要关注进食的方式和心态，做到细嚼慢咽、心情愉悦，真正让每一餐都成为滋养生命的过程。

## 饮食宝典一日口诀

为了达到膳食均衡，我总结了一个饮食宝典一日口诀：一日不可无绿，一日不可无豆，一日不可无菇，一日不可无奶，一日无茶则滞，三日无茶则痛。

### “一日不可无绿”

意思是每天都要吃一些绿色的食物，绿色的蔬菜、绿色的水果中含有丰富的活性物质及维生素。

### “一日不可无豆”

这是建议我们吃一些豆类的食品，无论是豆粥、豆浆，还是豆腐，豆芽也行，每天都要吃一种。中老年人多吃黑豆、黄豆、青豆，这些豆子类的植物蛋白质很丰富，能补充因人体激素水平下降而导致的不足。少年儿童多吃豆类，这些植物的生命种子补充了生长发育所需的营养。或者早、中、晚饭中配醋泡黑豆、醋泡花生作为小菜。可以经常喝豆粥。

### “一日不可无菇”

各种菌类，如木耳、茶树菇、香菇、金针菇、松茸等都具有排除毒素、调节免疫系统的作用，尤其是在大城市里，考虑到有空气污染对人体呼吸道的伤害以及各种食品添加剂的情况，更需要人们经常排出毒素。

### “一日不可无奶”

奶中不仅有丰富蛋白质等营养物质，而且富含钙质。牛奶、羊奶、酸奶都可以喝。

### “一日无茶则滞，三日无茶则痛”

茶是极好的饮品，可以帮助排出有害物质，可以补充微量元素，可以防癌，可以调节胃肠和神经。

## 节制饮食，定时定量

在饮食养生中，“节制”是至关重要的原则，它不仅仅是指进食的定量和定时，更涉及对食物种类的选择与搭配。传统智慧告诉我们，“早饭要好，午饭要饱，晚饭要少”，尤其是对于老年人而言，晚餐吃到七八成饱就足够了。孩子们晚上不宜吃得过多，特别是在冬季，如果幼儿园回来后跟着大人再吃一顿丰盛的晚餐，不仅会影响晚上的睡眠质量，长此以往还可能导致肠胃积热，从而增加感冒发烧的风险。因此，合理安排每日三餐的时间和分量，是维持健康的关键之一。此外，中医提倡“少食多餐”的理念，避免食用过于肥甘厚味的食物，以及生冷食品。特别是当出现咽炎、流鼻血或面部痤疮等症状时，应尽量减少辛辣刺激性食物的摄入，以免加重病情。

## 要注重食物品质

中医理论强调饮食有节，不仅是对食物数量的控制，还包括对食物品质的关注。例如，过量摄入油腻、甜腻的食物会导致脾胃负担过重，影响消化功能；而长期食用冰冷、刺激性强的食物则可能损伤脾胃阳气，造成消化不良等问题。因此，在日常生活中应当注重食物的多样性，确保营养均衡。对于特殊人群，比如儿童、老人以及患有慢性疾病的人来说，更应该根据个人体质特点调整饮食结构。例如，儿童正处于快速发育阶段，需要充足的蛋白质、维生素和矿物质支持成长；老年人由于生理功能逐渐衰退，应侧重于易于消化吸收的食物，并适量补充钙质等微量元素；而对于患有特定疾病的人群，则需遵循医生建议，采取针对性的饮食疗法辅助治疗。

## 平衡膳食四要素

我们强调平衡膳食，这不仅仅是为了满足口腹之欲，更是为了维持身体的健康。平衡膳食包含四个关键要素：

首先，是食物寒热温凉的平衡。每种食材都有其特定的性质，如寒凉、温热等，合理搭配可以调节人体内环境。其次，是酸、苦、甘、辛、咸五味的平衡。不同味道的食物对身体脏腑有不同的作用，例如酸味能收敛，苦味有泄热之效，甘味补益，辛味发散，咸味软坚。再次，是进食速度的平衡。细嚼慢咽有助于消化吸收，避免过快进食导致胃肠负担加重。最后，是饮食量与活动量之间的平衡。即根据个人日常活动量来调整食量，以保持体重稳定。如果今天活动量大，就可以适当多吃一些；反之，活动量小则应减少摄入，以免造成体内能量过剩而转化为脂肪堆积。

## 吃得好、吃得贵，不一定吃得对

在现代生活中，这一现象尤为明显。有时去超市排队结账时，会看到前面的家庭主妇购物车里装满了肉类、香肠、方便面、饼干、蛋黄派、薯片、果冻，以及大量的饮料，包括碳酸饮料。这些半成品或成品食品虽然方便快捷，但往往含有高盐、高糖和高脂肪，长期食用对人体健康不利。事实上，有的国家已经限制青少年饮用碳酸饮料，因为这类饮品可能对身体健康产生负面影响。曾有一个令人深思的案例：一位母亲在 20 世纪 80 年代中期有了自己的宝贝儿子，出于深深的母爱，她每天都会给儿子买一罐碳酸饮料。直到孩子 27 岁那年被诊断出肾功能不全，医生排除了其他所有可能性后，推测病因可能是长期饮用碳酸饮料所致。这个案例虽然是个案，但警示我们，选择健康的饮食习惯至关重要。真正的“吃得好”应该是指营养均衡、科学合理的饮食结构，而非仅仅追求口味上的享受或是价格上的奢华。

合理调配，五味调和，才是实现健康饮食的关键。金字塔底层的粮食和蔬菜应该是饮食的主要组成部分，它们富含纤维素、维生素和矿物质，有助于促进肠道蠕动，增强免疫力。其次才是适量的肉类和水果，最少的应是脂肪和糖分。以一个 50 岁的人为例，肉、脂类与粮食菜果类的比例最好控制在 4 ∶ 6 甚至 3 ∶ 7

左右。随着年龄的增长，人体新陈代谢率逐渐下降，若不注意饮食比例，体重容易增加，从而引发一系列慢性疾病。肥胖被认为是许多疾病的根源，因此，对于农耕民族而言，更需严格控制肉类和脂肪的摄入。相比之下，游牧民族由于生活方式和遗传因素，他们代谢肉类和脂肪的能力较强，可以相对多摄入一些。此外，提倡多吃天然食品，少依赖合成食品。《黄帝内经》中提到："谷肉果菜，食养尽之"，强调了各类食物在养生中的重要性。天然食品不仅提供丰富的营养成分，还具有药用价值。如枸杞既能作为药材也能成为餐桌上的美味佳肴；生姜既是调味品也是常用的中药材，可用于祛寒解表、止呕开胃等。这就是常说的"药食同源"。

## 健康常用汤、粥方

| | | |
|---|---|---|
| 当归生姜羊肉汤 | 作用 | 补血温阳散寒 |
| | 用料 | 当归 10g，生姜 5 片，羊肉 500g |
| 小米海参粥 | 作用 | 补益元气 |
| | 用料 | 小米 100g，海参 3 个 |
| 百合莲藕汤 | 作用 | 养阴凉血 |
| | 用料 | 百合 50g，莲子 20g，藕 500g |
| 冬瓜薏米汤 | 作用 | 利湿 |
| | 用料 | 冬瓜 500g，薏米 50g |
| 荸荠梨水 | 作用 | 清热生津，润肺止咳 |
| | 用料 | 荸荠 500g，雪花梨 250g，冰糖 20g |

| | | |
|---|---|---|
| 山楂红枣汤 | 作用 | 补血活血，消食降脂 |
| | 用料 | 山楂 100g，红枣 100g，大米 100g，枸杞子 10g |
| 银耳雪梨汤 | 作用 | 润肺止咳 |
| | 用料 | 银耳 50g，雪梨 250g |
| 绿豆百合粥 | 作用 | 清热养阴利湿 |
| | 用料 | 绿豆 50g，百合 20g，小米 100g |
| 玫瑰花红豆大米粥 | 作用 | 养血活血，化斑美容 |
| | 用料 | 玫瑰花 10g，红豆 30g，大米 100g |
| 荷叶红薯糯米粥 | 作用 | 健脾养胃通便 |
| | 用料 | 荷叶 10g，红薯 200g，糯米 100g |
| 乌鸡黄芪红枣汤 | 作用 | 补气养血，有利于产后恢复，手术、化疗康复 |
| | 用料 | 乌鸡 500g，黄芪 30g，红枣 20g |
| 莲子核桃黑芝麻粥 | 作用 | 养心安神，补肾生发 |
| | 用料 | 莲子 20g，核桃 20g，黑芝麻 15g，大米 100g |
| 鲫鱼萝卜汤 | 作用 | 养阴通乳 |
| | 用料 | 鲫鱼 200g，萝卜 100g，生麦芽 100g |
| 山药小米紫米粥 | 作用 | 健脾养胃护肝 |
| | 用料 | 山药 50g，小米 50g，紫米 50g |

| 名称 | 项目 | 内容 |
|---|---|---|
| 人参果山药大米粥 | 作用 | 益气养阴，生津防暑 |
| | 用料 | 人参果 50g，山药 50g，大米 100g |
| 黄芪枸杞炖鸡汤 | 作用 | 补气养血，益肾明目 |
| | 用料 | 黄芪 30g，枸杞 20g，鸡肉 500g |
| 黑豆红枣桂圆汤 | 作用 | 补肾养血，安神益智 |
| | 用料 | 黑豆 100g，红枣 50g，桂圆肉 20g |
| 南瓜小米粥 | 作用 | 健脾和胃 |
| | 用料 | 南瓜 200g，小米 100g |
| 枸杞猪肝粥 | 作用 | 养肝明目，补血强身 |
| | 用料 | 枸杞 20g，猪肝 100g，大米 100g |
| 雪梨川贝汤 | 作用 | 润肺止咳，化痰平喘 |
| | 用料 | 雪梨 2 个，川贝母 10g |
| 红枣莲子糯米粥 | 作用 | 养血安神，健脾止泻 |
| | 用料 | 红枣 20g，莲子 30g，芡实 30g，糯米 100g |
| 薏米红豆茯苓汤 | 作用 | 利湿消肿，健脾宁心 |
| | 用料 | 薏米 100g，红豆 50g，茯苓 20g |
| 菊花枸杞粥 | 作用 | 清热解毒，明目降压 |
| | 用料 | 菊花 10g，枸杞 30g，大米 100g |
| 桂圆红枣糯米粥 | 作用 | 益气养血，安神助眠 |
| | 用料 | 桂圆肉 30g，红枣 50g，糯米 100g |

| | | |
|---|---|---|
| 枸杞红枣乌鸡汤 | 作用 | 滋补肝肾，养血益精 |
| | 用料 | 枸杞 30g，红枣 50g，乌鸡 500g |
| 杏仁百合猪肺汤 | 作用 | 润肺止咳，化痰平喘 |
| | 用料 | 杏仁 20g，百合 50g，猪肺 300g |
| 芹菜大米粥 | 作用 | 降压降脂，清热利尿 |
| | 用料 | 芹菜 100g，大米 300g |
| 核桃枸杞红枣粥 | 作用 | 补肾益智，养血安神 |
| | 用料 | 核桃 30g，枸杞 20g，红枣 20g，大米 100g |

## 健康饮品一箩筐

### 品茶

茶，作为色、香、味、形四美俱全之物，不仅承载着丰富的文化内涵，还逐渐登上了养生与健身的科学殿堂。中国是茶文化的发源地，早在唐朝以前，中国人就已经开始将饮茶作为一种修身养性之道。在清代刘源长所著《茶史》就曾记载："茶味苦，饮之使人益思、少卧、轻身、明目。"这句话不仅揭示了茶叶的基本味道特征，也初步展示了其对人体健康的积极影响。随着时代的进步和科学研究的深入，历代学者根据古代文献资料的研究成果，归纳出了茶的"二十四功效"，涵盖了从改善睡眠质量到促进消化，再到增强免疫力等多个方面，充分体现了茶在促进健康方面的多功能性。

在中国博大精深的茶文化中，茶道占据核心地位。茶道不仅是关于泡茶和品茶的艺术，更是一种生活哲学，一种通过茶来追求心灵宁静与身体健康的实践方式。古人认为，“茶以清心，茶以雅志”。茶能够帮助人们清除内心的杂念，培养高洁的情操。例如，《茶经》中提到：“茶之为饮，发乎神农氏。”这说明了茶的历史悠久，并且自古以来就被视为一种重要的饮品。茶的功效不仅仅是停留在口舌之间的享受，还具有显著的医疗保健作用。比如，茶中的维生素 C 含量极高，比许多新鲜水果还要丰富。这种成分对于防治坏血病以及抗癌有着不可忽视的作用。同时，茶中含有的维生素 E、茶多酚等成分则有助于抗氧化，防止心血管疾病的发生，促进上皮细胞的修复，增强毛细血管的柔韧性，维持血管弹性，对心脑血液循环极为有益。

茶的养生价值不仅仅体现在它的化学成分上，更在于它所蕴含的文化意义和社会功能。历史上，文人墨客常常借茶抒怀，留下了许多脍炙人口的诗句。如唐代诗人卢仝在其《走笔谢孟谏议寄新茶》诗中写道：“一碗喉吻润，两碗破孤闷。三碗搜枯肠，唯有文字五千卷。”这首诗生动地描绘了喝茶的不同层次体验，从生理上的滋润到精神上的满足，展现了茶在提升个人修养方面的独特魅力。此外，茶也是社交场合不可或缺的一部分，无论是亲友相聚还是商务洽谈，一杯好茶总能拉近彼此的距离，营造出和谐融洽的氛围。在这个过程中，茶不仅仅是一种饮料，更是沟通心灵的桥梁，促进了人际关系的和谐发展。

茶之所以能够在众多饮品中脱颖而出，成为健康生活的象征，除了其丰富的营养价值外，还因为它适合不同年龄层的人群饮用。年轻人可以通过喝茶来提神醒脑，提高工作效率；老年人则可以利用茶来调节身体功能，延缓衰老。特别是对于那些长期在高压环境下工作或学习的人来说，适量饮茶可以帮助他们缓解压力，恢复精力。

### 茶的具体功用

**1. 解毒生津除疲劳**　茶叶中的茶多酚具有解毒、杀菌、生津、止渴作用，能软化血管并防止血管破裂，有活血化瘀、降低血脂、防止血栓、抑制癌细胞变异等作用；并能刺激大脑皮质。饮用后可消除疲劳，振奋精神，促进呼吸和血液循环。

**2. 强心利尿助消化**　茶的主要成分为咖啡因和鞣酸。咖啡因是兴奋剂的一种，有扩张冠状动脉和抑制肾小管重吸收的功能。鞣酸不但有抗衰老作用，而且能分解脂肪，所以食油脂后饮茶有助消化。

**3. 抗酸防龋**　茶叶中的氟有较高的抗酸防龋能力，对老年人的牙齿有良好的保护作用；可减少骨质疏松的发生，有利于老年人的健康。

**4. 提高免疫力**　饮茶能提高人体的抗病和免疫能力，防止体内蛋白质的消耗，具有兴奋中枢、强心利尿以及杀菌解毒等明显的功效。长期饮茶会对血脂、血压、血糖的稳定、冠心病的防治产生良好的效果，并能及时改善一部分人的胸闷不适、头昏无力症状。

### 饮茶注意事项

**1. 不要喝浓茶**　喝茶以清淡为佳。因为浓茶中含有大量咖啡因及大量鞣酸，可使胃中蛋白质凝固沉淀，影响消化吸收；鞣酸干扰铁的吸收，易致贫血；鞣酸有一定的收敛作用，能导致便秘；鞣酸还影响胃液的分泌。因此，凡有慢性胃病、消化不良、贫血、失眠、便秘的人均不宜喝浓茶。

**2. 不要嚼食茶叶** 茶叶中含有微量的3,4-苯并芘，有致癌作用，但不溶于水，喝茶无妨。茶叶经咀嚼后，苯并芘便被释放出来，容易被人体吸收。

**3. 不要用茶水服药** 因茶叶中的化学物质会在胃肠道中与药物发生结合、分解、沉淀等反应，妨碍药物吸收。

**4. 不要留茶垢** 有些人的茶杯内层往往会留一层茶垢。这些茶垢中含有镉、铅、砷、汞等物质，对人体有害。可以用小苏打水浸泡后，用毛刷轻轻刷洗祛除。

### 市场上的茶饮料与传统意义上的茶是两回事

市面上的茶饮料大多是通过特殊工艺制成的茶汁浓缩液或干的茶粉，再加入必要的添加剂调配而成。虽然这些茶粉或茶汁是从绿茶等茶叶中提取出来的，但它们并不能完全保留原茶叶中的所有营养成分。此外，为了增加香味和延长保质期，茶饮料中通常会添加香料和防腐剂，这使得其在保健功能方面远不及直接冲泡的新鲜茶叶。

### 不同的茶，具有不同的性能

茶主要分为绿茶、红茶、乌龙茶、白茶、黄茶、黑茶、普洱茶及再加工茶。

不同种类的茶具有不同的性能和功效，适合不同体质的人群饮用。比如，绿茶属于凉性茶，具有清热解毒的作用，非常适合那些容易出现口疮、咽喉疼痛、便秘以及尿黄等症状的人群饮用。然而，对于肠胃虚弱的人来说，过量饮用绿茶可能导致腹泻或胃部不适。相反，红茶则是温性的，特别适合脾胃虚寒、不能耐受冷食、大便稀薄且怕冷的人饮用。介于两者之间的乌龙茶是一种半发酵茶，性质较为温和，既不过于寒凉也不过于温热，因此适用于大多数人的日常饮用。普洱茶以其独特的发酵过程著称，能够调理肠胃，特别是在进食过多油腻食物后，饮用普洱茶可以帮助消化，减轻肠胃负担。“药食同源”，选择适合自己体质的茶品，就像是为身体找到了一位贴心的“良医”。

除了传统的茶叶外，花草茶也是养生的好选择。例如菊花、金银花和金莲花代茶饮，因其具有清热利咽的功效，特别适合那些经常感到喉咙不适或者有轻微炎症的人群。玫瑰花则能理气解郁活血，对于面部色斑明显且属血瘀体质者尤为适宜。当人们感到疲倦无力、出汗较多，尤其是在炎热的夏季，人参花和三七花可以起到益气生津、缓解疲劳的作用。对于患有慢性咽炎，常感咽喉干燥疼痛的人，使用麦冬和罗汉果（每次取 1/3 枚）泡水饮用也是一种不错的选择。这些天然植物材料不仅能为日常生活增添一份清香，更能根据个人的具体需求提供相应的健康支持。

## 饮酒

### 酒本是好东西，喝多了一定会有伤害吗?

几千年前，中国就有了关于酒的文字记载。最初的酒是古人采集的野生水果剩余部分，在适宜条件下自然发酵而成。由于许多野生水果本身就具有药用价值，因此最早的酒可以被视为天然的“药酒”，对人体健康有一定的保护和促进作用。此后，人们开始酿造各种类型的酒，如葡萄酒、香槟酒、果酒，以及家庭自制的甜米酒等。这些酒通常性温而味辛，温性能祛寒疏导，辛性能发散疏通，有助于舒筋活血、增强食欲、帮助消化、提神壮力。《黄帝内经》中有云："形不足者，温之以气；精不足者，补之以味。"这说明了通过适当饮用温性饮品可以帮助人体调节气血平衡。

酒不仅是饮品，更是中药的重要组成部分，被誉为"药之长"。在中医理论中，酒常被用来作为药引子，或是用于浸泡中药饮片。酒具有温通血脉的作用，适量饮酒对健康有益。然而，过量饮酒则会损害肝脏，甚至导致胃肠及代谢失调等问题。

饮酒选择口诀：一红二黄三白高，四啤五药适量好。

对于红酒而言，因其含有丰富的抗氧化物质，具有软化血管的作用，特别适合动脉硬化引起的心脑血管疾病患者饮用，尤其是血脂高的人群更为适宜。例如，红酒泡洋葱丝，每晚饮用 1/3 高脚杯，不仅美味可口，还能有效改善血液循环。此外，红酒泡桃花花苞也被认为具有美容养颜的功效，能让人面色红润如桃花。

黄酒是以糯米为主要原料，配以药酒和水酿制而成。秋冬季节，温一壶黄酒，加入鲜姜丝和话梅，既香甜醇厚又具有酸甘化阴、辛甘化阳的效果，能够补益脾胃，生津和胃。

白酒作为一种高度数酒精饮料，少量饮用不仅可以助兴，还能刺激消化腺分泌酶的活性，帮助消化，并促进小动脉血管扩张，使血压暂时降低。选择高质量的年份原浆酒，而非低度勾兑的白酒，可以避免因摄入劣质酒精而导致中毒的风险。

啤酒是由大麦和啤酒花经过发酵制成，同样具有促进消化腺分泌和酶活性的功能，能增进食欲并帮助消化。每升啤酒大约提供 500 千卡热量，因此有"液体面包"的美誉。

药酒作为一种特殊的酒类，利用酒精作为良好的有机溶媒，大部分脂溶性成分都能溶解于其中。中药中的多种成分易于溶解于酒精之中，酒精的良好通透性使得其能较容易地进入药材组织细胞中，发挥溶解作用，促进置换和扩散，从而提高浸出速度和效果。同时，酒精还具有防腐作用，使得一般药酒能够在数月乃至数年内保持不变质，为养生爱好者提供了极大的便利。在制作药酒时放入的药物必须在医师指导下根据个人体质进行合理搭配，才能达到最佳的治疗效果。《神农本草经》中提到："上药一百二十种为君，主养命以应天，无毒，多服久服不伤人。"这强调了选用合适药材的重要性。药酒的制作不仅要考虑到药材的选择，还要注意酒的质量和个人体质的差异。比如，某些体质偏热的人可能不适合长期饮用温性较强的药酒，而体质虚寒的人则可能需要饮用温补性质的药酒。

随着现代科学技术的进步，人们对酒的认识也在不断深化，从传统的经验积累到现代科学研究的支持，越来越多的证据表明，适量饮酒确实可以在一定程度上促进健康，但关键在于"适量"二字。无论是何种类型的酒，都应当遵循适度原则，结合个人实际情况来饮用，这样才能真正发挥其应有的保健作用。

### 饮酒的注意事项

1. 饮量适度　这一点是至关重要的。即少饮有益，多饮有害。

2. 饮酒时间　饮酒的时间，可放在午餐时，餐后可好好休息一下，而且下午再吃点水果、甜食之类的东西，可以"解酒"。一般认为，酒不可夜饮。

3. 不宜空腹饮酒　因为酒在胃中可直接吸收，空腹饮酒时，酒精会很快地被吸收入血液，容易引发醉酒，引起头晕、站立不稳，甚至发生危险。比较科学的饮酒方法是：先吃点饭菜和汤类，特别是高蛋白类的食物，并维持正常的饭量，以吸附酒精，减慢酒精的吸收，供酒精耗氧所需，从而保证机体所需的营养和维生素，避免影响身体健康。

单纯的酒可以养生，饮酒养生较适宜于年老者、气血运行迟缓者、阳气不振者，以及体内有寒气、关节痛者。药酒随所用药物的不同而具有不同的性能，用补者有补血、滋阴、温阳、益气的不同，用攻者有化痰、燥湿、理气、行血、消积等的区别，因而不可一概用之。体虚者用补酒，血脉不通者则用行气活血通络的药酒；有寒者用酒宜温，而有热者用酒宜清。有意行药酒养生者最好在医生的指导下选择。常用的制作药酒的药物中，有偏于补阳的，如鹿茸、枸杞子等；有偏于补阴的，如桑葚、麦冬、玄参等；有强骨温通经脉的，如雪莲、草红花、狗脊、独活等。

## 长寿厨房食物举例

### 菌类

延寿食物，顾名思义，是具有补益精气、调节脏腑阴阳、抗衰延寿功效的食物。正如《黄帝内经》中所说："五谷为养，五果为助，五畜为益，五菜为充，气味合而服之，以补益精气。"孙思邈说："食能排邪而安脏腑，悦神爽志以资血气，若能用食平疴释情遣疾者，可谓良工。"因为很多食物是"亦药亦食"，有病治病，无病强身，所以养生家提倡先食而后药。正所谓"夫为医者，当先洞晓病源，知其所犯，以食治之，食疗不愈，然后命药”。饮食疗养可长期服用，副作用少，为人们所乐于接受。具有延年益寿作用的食品对体弱多病者和老年人尤其适宜。

**1. 香菇、冬菇** 以冬产肉厚、边缘软、味芳香持久者为上品。其味甘，性平，为益气强壮，养胃助食的食疗佳品。

《本草求真》:“香蕈味甘性平，大能益胃助食及理小便不禁。”

香蕈清香鲜美，能增进食欲，补气强身。平时可单独煎汤食用；也可与肉类同煮，或做菜，或煲汤食用。现代研究认为其具有除毒素、调节免疫功能的作用。

**2. 黑木耳** 味甘，性平和。具有补气益肾、养阴润燥、和营补血、凉血止血的功效，为营养强壮性食品。

《神农本草经》谓其“益气，不饥，轻身，强志”。《药性切用》载其“润燥利肠”。现代研究认为其可用于防治高血压、血管硬化、眼底出血。

干燥的黑木耳用开水浸泡至胖大，洗去泥沙，炒菜，煮羹。常食能滋补强壮，开胃益气。

**3. 银耳** 又名白木耳。以黄白色、朵大、光泽、肉厚者为佳。味甘，性平。具有滋阴润肺、生津养胃的功效，是珍贵的滋补强壮食品。

据《本草再新》云:“润肺滋阴。”《卫生简讯》:“生津润肺，益气治血，补脑强心，能清肺热，益胃阴，滋肾燥。治肺热干咳，久嗽喉痹、痰带血……便干下血，月经不调。”

银耳煮食之，滋补而不燥，体虚气弱，阴虚有内热者相宜，若内热而兼有出血倾向者更为适宜。老年人常食有健身长寿之功效，但其作用缓慢，要久服才能奏效。食前水发，洗净后，剪去根部泥沙及杂质，入鸡、鸭、鱼汤可为菜肴上品。或入冰糖同煮，可作为日常滋补佳羹。

**4. 茯苓** 性平，味甘淡。具有健脾和中、利水渗湿、宁心安神的功效，为滋补食品。

《神农本草经》："主胸胁逆气，忧恚惊邪恐悸，心下结痛，寒热烦满，咳逆，口焦舌干，利小便。久服安魂养神，不饥延年。"《经验良方》："用茯苓削如枣大方块，放新瓮内，好酒浸之，封百日开启，其色当如饴糖，可日食一块。至百日机体润泽，一年可夜视物，久之延年耐老，面若童颜。"

平时，茯苓可制成茯苓饼食用，也可煮茯苓粥吃，作为调补之品，尤为适宜。

**5. 蘑菇** 本品野生于山林，雨后极多，常寄生于腐烂植物上。现多为人工培植。色白柔软，其中空虚。内蒙古所产口蘑，以色白肉厚、味香郁鲜美为上品。味甘，性凉。具有补气益胃、化痰理气的功效，为悦脾开胃，补益强身之食物佳品。

《本草纲目》云："甘寒，无毒，益肠胃，化痰理气。"《医学入门》："悦神、开胃、止泻、止吐。"

蘑菇与肉类炖煮，其味鲜美；与禽、畜肉及海味煮汤，其味香尤佳。本品营养丰富，食之可增进食欲，助消化，补益健身，是年老体弱者的强身辅助食品。

**6. 松茸** 被誉为"菌中之王"。味淡，性温。富含多种氨基酸和微量元素，具有强身健体、理气化痰、益胃助食的功效。

《本草纲目拾遗》中虽未直接记载松茸，但因其珍稀与营养价值，被视为山林中的瑰宝。

松茸可切片煎汤，或与其他食材一同炖煮，其香味浓郁，口感鲜美，是高级宴席上的珍品。常食松茸，可增强体质，提高免疫力。

7. 灵芝　又称“仙草”。味甘，性平。自古以来就被视为滋补强身、延年益寿的佳品。具有补气安神、止咳平喘的功效。

《神农本草经》将灵芝列为上品，称其“久食轻身不老，延年神仙”。现代研究发现，灵芝含有多种生物活性成分，具有增强免疫力、抗肿瘤、保肝解毒等作用。

灵芝可切片泡水代茶饮，或与其他药材一同煎汤服用，也可研磨成粉，直接服用或加入食品中。

8. 竹荪　味淡，性凉。富含蛋白质、氨基酸和多种维生素，具有补气养阴、润肺止咳、清热利湿的功效。

竹荪形态优美，色泽洁白，被誉为“雪裙仙子”。其肉质脆嫩，香味浓郁，既可单独成菜，也可与其他食材一同炖煮。常食竹荪，有助于改善体质，增强免疫力，同时，其含有的多种活性成分还能起到抗衰老、美容养颜的作用。

9. 猴头菇　味甘，性平。富含蛋白质、矿物质和维生素，具有养胃和中的功效，对胃炎、胃溃疡等胃部疾病有很好的辅助治疗作用。

猴头菇形态独特，酷似猴头，故得此名。其肉质肥厚，口感鲜美，既可炒食，又可炖汤。常食猴头菇，有助于改善胃肠功能，促进消化，同时，其含有的多糖类成分还能起到增强免疫力、抗肿瘤的作用。

## 水果和干果类

1. 橘子　以色泽鲜艳、皮薄肉柔、甘甜多汁、气味芳香者为佳品。味甘酸，性平。具有开胃理气、润肺止咳的功效，为滋养性食疗果品。

《日华子本草》："止消渴、开胃，除胸中膈气。"《日用本草》："止渴、润燥、生津。"

橘类品种很多，营养丰富，甘甜略带酸味，别具风味，老幼皆宜，可经常适量食用，可作水果食用，也可榨果汁食用，亦可加糖熬制成美味果酱。橘皮，又名陈皮、贵老等，为多种橘子果皮。具有理气调中、化痰燥湿、解鱼蟹毒功用，主要供药用。

**2. 葡萄** 品种极多，味甘、酸，性平。具有补气血、滋阴津、养肝脏、强筋骨、宁心神、利小便的功效，也是珍果之一。

据《神农本草经》云："主筋骨湿痹，益气倍力，强志，令人肥健耐饥，忍风寒。可作酒。"《滇南本草》："大补气血，舒筋活络。泡酒服之，治阴阳脱症，又治盗汗虚证。汁，治咳嗽。"《随息居饮食谱》："补气，滋肾液，益肝阳，强筋骨，止渴、安胎。"

葡萄营养丰富，可作水果食用，也可煮粥食用，或制成葡萄干。偏重于补益气血，为儿童、妇女、老年人、体弱者、贫血者的滋补佳品。

**3. 大枣** 味甘，性平。具有补脾胃、养血安神、益气和中的功效，为缓和性滋养食品。

《神农本草经》记载："安中养脾，助十二经。平胃气，通九窍，补少气。少津液，身中不足，大惊，四肢重。和百药……久服轻身延年。"《名医别录》："补中益气，强力，除烦闷。"孟诜："主补津液，洗心腹邪气，和百药毒，通九窍，补不足气，煮食补肠胃，肥中益气第一。"李杲："温以补脾经不足，甘以缓阴血，和阴阳，调营卫，生津液。"

大枣不愧为果品中的佼佼者，味甘可口，营养丰富，在国外有“天然维生素丸”之称，不仅可以药用，而且可以充饥代粮，治病延年。大枣可煮成枣子汤食用，或煮成枣泥当作某些糕饼点心的原料。

**4. 猕猴桃** 味甘、酸，性寒。具有清热生津、止渴通淋的功效，为滋养类的美味果品。

《食经》谓：“和中安肝。主黄疸，消渴。”《食疗本草》：“取瓤和蜜煎，去烦热，止消渴。”《本草拾遗》：“主骨节风，瘫缓不随，长年变白，痔病，调中下气。”

猕猴桃中的维生素C超过其他果品，营养极其丰富，可作水果食用；可煎服；也可制成饮料、果酱、果脯等食用。

**5. 龙眼** 味甘，性温。具有养心健脾、补血安神之功，归脾胃而又能益智，为水果中的滋补佳品。果汁甜美，具有很高的滋补营养价值。常服可美颜色、润肌肤。

《神农本草经》载：“主五脏邪气，安志厌食，久服强魂魄，聪明，轻身不老，通神明。”《日用本草》：“益智宁心。”

本品可生吃；可入药；可烘干制成桂圆干；也可去壳而制成桂圆肉。

**6. 荔枝** 味甘、酸，性温。生时肉白，偏于清燥生津；干荔枝肉红，偏于补益气血。具有补脾益肝、养血生津、理气止痛、和中止呃的功效，为滋补食疗果品。

《食疗本草》谓：“益智，健气。”《日用本草》：“生津，散无形质之滞气。”《医林纂要》：“补肺，宁心，和脾，开胃。治胃脘寒痛，气血滞痛。”

荔枝有较高的药用价值，可生食；加山药或莲子同煮更佳。可入药；可加工制成荔枝干、果脯、罐头等滋补品。

**7. 胡桃** 又名胡桃仁等。味甘，性温。本品具有补肾强腰、敛肺定喘、固精缩尿的功效。本品富含油脂，食之能润肠通便，为滋补食物之佳品，常食能令人延年长寿。

《本草拾遗》云："食之令人肥健。"孟诜："通经脉，润血脉，黑须发，常服骨肉细腻光润。"《开宝本草》："常食核桃令人肥健，润肌，黑须发。"《医学衷中参西录》说："胡桃为滋补肝肾、强健筋骨之要药。故善治腰疼腿痛，一切筋骨疼痛。为其能补肾，故能固齿牙，乌须发，治虚劳咳嗽，气不归元，下焦虚寒，小便频数，女子崩带诸症。"

胡桃又名核桃，有"长寿果"之称，民间有用胡桃肉配黑芝麻，等分，炒熟拌和，加糖，每晨一二匙，用开水调服。既能补脑聪耳，又能养血润肠，乌须黑发，一举几得。本品香甜可口，性甚平稳，可常服。

**8. 菱角**　味甘，性凉。本品生吃具有清暑止渴、解热除烦的功效；熟食具有健脾益气的功效。

《滇南本草图说》云："醒脾、解酒、缓中。"《备急千金要方》载："安中补五脏，不饥轻身。"

菱嫩时皮脆肉美，有清香之味，可作为水果生吃，能清热生津；煮熟当菜肴食用肉厚甘美，营养价值可与栗子媲美，是一种高热量的食品，故又有"水栗"之称。菱还可制成糕点，可制醋，可酿酒。

**9. 山楂**　味酸、甘，性温。具有健胃消食、活血化瘀、降压、降低血脂、抗心律不齐、强心、增加冠状动脉血液流量等功效，为适合老年人食用的佳品。

《本草纲目》谓："健胃，行结气……化饮食，消内积癥瘕……化血块气块。"《本草再新》："治脾虚湿热，消食磨积，利大小便。"

山楂鲜果质地脆嫩，外形可爱，入口味酸，回味则甜。山楂还可制成酸甜可口、风味独特的果汁、果冻、果酱、果饴、果糖、果酒和蜜饯。炖肉时放几颗山楂，肉更容易熟烂。食用山楂可帮助缓解肉食引起的消化不良。

**10. 莲子** 味甘、涩，性平，无毒。具有养心安神、健脾止泻、补肾固精的功效，为滋养强壮之品。

《神农本草经》载："主补中，养神，益气力。"《食疗本草》云："主五脏不足，伤中，益十二经脉血气。"《本草拾遗》载："令发黑，不老。"

莲子肉可食用，食用方法可多样化。有作水果食用的，有煮莲肉粥、莲子羹、莲子汤的，有研粉和米粉蒸糕作为点心的，有作糖莲子的，随意选之。

**11.** 杏仁 味苦，性微温，有小毒（甜杏仁无毒）。具有止咳平喘、润肠通便的功效，为药食两用之佳品。

《神农本草经》云："主咳逆上气雷鸣，喉痹，下气，产乳金疮，寒心奔豚。"《本草纲目》载："杏仁能散能降，故解肌、散风、降气、润燥、消积，治伤损药中用之。"

杏仁可分为甜杏仁及苦杏仁两种，甜杏仁可作为休闲小吃，也可配制糕点、糖果；苦杏仁一般多用来入药，并有小毒，食用时要煮或炒制以去毒性。

**12.** 板栗 味甘，性温。具有养胃健脾、补肾强筋、活血止血的功效，为秋冬季节的滋补佳品。

《名医别录》谓："主益气，厚肠胃，补肾气，令人耐饥。"

板栗可生食、熟食，也可磨粉制成糕饼，香甜味美，风味独特。熟食板栗能和胃健脾，缓解脾虚。生食板栗有止血的功效，可治吐血、衄血等。

**13. 柿子** 味甘、涩，性寒。具有清热润肺、生津止渴、解毒的功效，为秋冬季节的时令果品。

《本草纲目》云：“柿乃脾、肺血分之果也。其味甘而气平，性涩而能收，故有健脾涩肠，治嗽止血之功。”《随息居饮食谱》载：“鲜柿甘寒，养肺胃之阴，宜于火燥津枯之体。”

柿子可生食，也可制成柿饼、柿霜、柿醋等。柿饼表面附有一层柿霜，洁白似面，可治疗咽干、口疮等。

**14. 橄榄** 味甘、酸、涩，性平。具有清热解毒、利咽化痰、生津止渴的功效，为药食两用之佳品。

《本草纲目》载橄榄：“生津液，止烦渴，治咽喉痛，咀嚼咽汁，能解一切鱼鳖毒。”《滇南本草》云：“味甘、酸，性平。治一切喉火上炎、大头瘟症。能解湿热春温，生津止渴，利痰，解鱼毒、酒积滞，神效。”

橄榄可生食，也可煮汤、腌制食用。橄榄煮汤食用，可缓解咽喉肿痛等症状。

**15. 枸杞** 虽主要为药用，但枸杞果（枸杞子）也可作为干果食用。味甘，性平，具有滋补肝肾、益精明目的功效。

《神农本草经》将其列为上品，谓：“主五内邪气，热中，消渴，周痹。”《本草纲目》载枸杞子：“甘平而润，性滋而补……能补肾、润肺、生精、益气，此乃平补之药。”

枸杞果可直接食用，也可泡水代茶饮，或与其他食材一同炖煮，制成药膳。常食枸杞，有助于增强体质，延缓衰老。黑枸杞用 40℃左右温水泡水效果最佳。红枸杞用开水泡服最好。

**16. 桑椹** 味甘、酸，性寒。具有滋阴补血、生津润燥、养肝明目的功效，为春夏季节的时令果品。

《本草纲目》载桑椹：“止消渴，利五脏关节，通血气，久服不饥，安魂镇神，令人聪明，变白不老。”《随息居饮食谱》谓：“滋肝肾，充血液，祛风湿，健步履，息虚风，清虚火。”

桑椹可直接食用，也可制成桑椹酱、桑椹酒、桑椹干等。常食桑椹，有助于滋阴补血，改善皮肤状态，增强免疫力。

**17. 银杏（白果）** 味甘、苦、涩，性平，有小毒。具有敛肺定喘、止带缩尿的功效，为药食两用之佳品，但需注意毒性。

《本草纲目》云：“熟食温肺益气，定喘嗽，缩小便，止白浊；生食降痰，消毒杀虫。”“原生江南，叶似鸭跖，因名鸭脚。宋初始入贡，改呼银杏，因其形似小杏而核色白也。今名白果……其气薄味厚，性涩而收……益肺气，定喘嗽，缩小便。”

银杏果可煮熟后食用，也可烤食，还可制成银杏粉、银杏茶等。但需注意，银杏果含有一定的毒性，食用时需控制量，并去除外皮和胚芽。

**18. 无花果** 味甘，性平。具有健脾开胃、清热生津、解毒消肿的功效，为药食两用之果品。

《本草纲目》载无花果“开胃，止泄痢，治五痔、咽喉痛”，《随息居饮食谱》谓：“清热，润肠。”

无花果可直接食用，也可制成无花果干、无花果酱、无花果茶等。常食无花果，有助于改善消化功能，增强免疫力。

**19. 蔓越莓** 味酸、微甜，性寒。具有清热利湿、解毒消肿、抗氧化、预防尿路感染的功效，为秋冬季节的时令果品，也常制成干果食用。

蔓越莓富含抗氧化物质，有助于预防尿路感染、心血管疾病等。同时，蔓越莓还具有抗炎、抗菌的作用，可用于治疗口腔溃疡、皮肤炎症等。

蔓越莓可直接食用，也可制成蔓越莓干、蔓越莓酱、蔓越莓汁等。常食蔓越莓，有助于保持身体健康，预防疾病。

## 蔬菜类

**1. 百合** 味甘、微苦，性微寒。具有益气补中，宁心安神，润肺止咳的功效，古有“渗利和中之药”的美称，为滋养强壮之要品。

《神农本草经》载：“主邪气腹胀，心痛。利大小便，补中益气。”

百合既可作药用，亦可作为食疗之品，我经常用百合做菜，也用百合、大米做粥，或煮百合绿豆汤等，可作为日常补养的食物。

**2. 胡萝卜** 味甘，性平。具有健脾消食、行气化湿、明目降糖的功效，为适合男女老少食用的蔬菜之一。

《本草纲目》云：“下气补中，利胸膈肠胃，安五脏，令人健食，有益无损。”

胡萝卜生熟均可食用。有的人因为维生素 A 缺乏而出现皮肤黏膜干燥、瘙痒、角膜干燥、夜盲等症。胡萝卜营养丰富，含有丰富的 A 族维生素，可作为补充。用胡萝卜与猪肝同炒食，治夜盲症。

**3. 山药** 味甘，性平。具有健脾补肺、固肾填精的功效，为滋补强壮的食品和药物。

《神农本草经》谓：“治伤中，补虚羸，除寒热邪气，补中益气力，长肌肉，久服耳目聪明。”《药性论》：“补五劳七伤，去冷风，止腰痛，镇心神……补心气不足，患人体虚羸，加而用之。”《本草纲目》：“益肾气，健脾胃，止泄痢，化痰涎，润皮毛。”

山药本属食物，能食用，也能入药。食用时可做菜肴、药膳；也可做粥、饭、糕点等。

**4. 生姜** 味辛辣，性温燥。具有发汗解表、温中散寒、止呕解毒的功效，为常用的调味佳品。

《遵生八笺》转载苏东坡诗曰：“三钱生姜一升枣，二两白盐一两草（炙甘草），丁香木香各半钱，约量陈皮一处捣，煎也好，点也好，红白容颜直到老。”《本草纲目》：“生用发散，熟用和中，解食野禽中毒成喉痹，浸汁点赤眼，捣汁和黄明胶熬，贴风湿痛，甚妙。”

生姜是一味古老而常用的食物和药品，嫩姜多作为日常烹调时的调味品，而老姜则多入药。如为受凉引起的肚子疼，用生姜煮水加红糖服用，很快可以缓解。用生姜和葱白煎水治疗风寒感冒也很好。吃海鲜时，尤其是螃蟹，必配生姜汁，以防止螃蟹性寒损伤脾胃所致腹泻。

**5. 葱** 味辛，性温。具有发汗解表、祛风通阳、健胃宣肺、解毒消肿的功效，为常用的调味佳品。

《千金·食治》谓：“除肝中邪气，安中补五脏，益目精，杀百药毒。”《本草经疏》：“辛能发散，能解肌，能通上下阳气。故外来怫郁诸症，悉皆主之。”

葱是一味古老而常用的食物和药品，也是家庭菜肴的主要调味品。其叶、茎、汁、根须、子等均可作为食用，可作为烹调时的调味品。但药用部分主要是葱白。

**6. 大蒜** 味辛，性温。具有温中、行滞、杀虫、解毒、消痈、抗痨瘵的功效，为最有效的植物抗生素之一。

《新修本草》云：“下气、消谷、化肉。”《本草拾遗》：“去水恶瘴气，除风湿，破冷气，烂痃癖，伏邪恶，宣通温补，无从加之。"《本草纲目》:"其气熏烈，能通五脏，达诸窍，祛寒湿，辟邪恶，消痈肿，化癥积肉食，此其功也。"

大蒜为日常食用的蔬菜和烹饪时的调味品。本品味辛，有浓厚的蒜臭味，是北方家庭佐餐的主要辅料。食疗应用，一般以生食为佳。因其有很好的杀菌、降压、抗结核、预防流感等治疗功用，也可作为相关疾病患者的辅助治疗药物。

**7. 菠菜** 味甘，性凉。具有养血止血、滋阴润燥、通利肠胃的功效，为春季时令蔬菜之一。

《本草纲目》载菠菜:"通血脉，开胸膈，下气调中，止渴润燥。"《随息居饮食谱》谓菠菜:"甘、辛、温。开胸膈，通肠胃，润燥活血。"

菠菜营养丰富，富含铁质和维生素，可作为补血佳品。同时，菠菜还具有通肠导便、防治痔的作用。菠菜可炒食、凉拌、做汤等，口感鲜美。

**8. 莲藕** 味甘、涩，性平。具有清热生津、凉血止血、散瘀血、补脾开胃的功效，为秋冬季节的滋补佳品。

《本草纲目》云莲藕主治"时气烦渴""霍乱吐利""上焦痰热""小便热淋""坠马血瘀""冻脚裂坼"。

莲藕既可生食，也可熟食。生食可清热生津，熟食则能健脾开胃。莲藕可做成莲藕排骨汤、凉拌莲藕等美味佳肴，深受人们喜爱。

**9. 黄瓜** 味甘，性寒。具有清热解毒、利尿消肿、减肥强体的功效，为夏季消暑佳品。

《本草求真》载:"胡瓜（黄瓜），气味甘寒，服此止能清热利水。"《日用本草》谓:"除胸中热，解烦渴，利水道。"

黄瓜既可生食，也可熟食。生食可清热解渴，熟食则能利尿消肿。黄瓜还可做成腌黄瓜、黄瓜汁等，口感清爽。

**10. 冬瓜** 味甘、淡，性微寒。具有利尿消肿、清热解暑的功效，为夏季时令蔬菜。

《本草纲目》载冬瓜主治："小腹水胀，利小便，止渴。"《日华子本草》记载冬瓜可以"除烦，治胸膈热，消热毒痈肿，切摩痱子"。

冬瓜既可煮汤，也可炒菜。煮汤时，冬瓜的清热解暑功效更佳；炒菜时，则可搭配其他食材，增加口感和营养。

**11. 西红柿** 味甘、酸，性微寒。具有生津止渴、健胃消食、清热解毒的功效，为四季常食的蔬菜。

《陆川本草》载西红柿："健胃消食，治口渴，食欲不振。"《食物中药与便方》谓："西红柿生津止渴，健胃消食。治口渴，食欲不振，习惯性牙龈出血。"

西红柿既可生食，也可熟食。生食时，其酸甜可口的口感深受人们喜爱；熟食时，则可搭配肉类、蔬菜等，做成各种美味佳肴。

**12. 苦瓜** 味苦，性寒。具有清热解毒、明目降糖、养血滋肝的功效，为夏季消暑解毒的佳品。

《本草纲目》载苦瓜："苦寒无毒。除邪热，解劳乏，清心明目。"《滇南本草》谓："苦瓜，治丹火毒气，疗恶疮结毒，或遍身已成芝麻疔疮疼难忍。"

苦瓜既可凉拌，也可炒菜或煮汤。其独特的苦味和清爽口感，有助于消暑解毒，提神醒脑。

**13. 芦笋** 味甘，性寒。具有清热利尿、润肺止咳、健脾开胃的功效，为春季时令蔬菜之一。

现代研究表明，芦笋富含多种维生素和矿物质，有助于增强免疫力，预防疾病。芦笋既可清炒，也可煮汤或做沙拉。其脆嫩的口感和清新的味道，深受人们喜爱。

**14. 洋葱** 味辛、甘，性温。具有发散风寒、温中通阳、消食化积的功效，为常用的调味蔬菜。

《本草纲目》载洋葱："生则辛平，熟则甘温"，谓其可"温中下气，消谷能食，杀虫，利五脏不足气。"

洋葱既可生食，也可熟食。生食时，其辛辣的味道有助于发散风寒；熟食时，则可搭配其他食材，增加口感和营养。洋葱还具有杀菌消炎的作用，有助于预防感冒和感染。

**15. 肉苁蓉** 味甘、咸，性温。具有补肾阳、益精血、润肠通便的作用，为冬季温补的佳品。

肉苁蓉被誉为"沙漠人参""大漠仙草"，其对人体健康具有较大的补益作用。《本草纲目》载："此物补而不峻，故有从容之号。"现代药理研究表明，肉苁蓉具有提高性功能、抗衰老、防治阿尔茨海默病和帕金森病、抗抑郁、调节免疫功能、保肝、润肠通便等多方面作用。

## 粮食类

**1. 薏苡仁** 味甘、淡，性微寒，具有利水渗湿、清肺泄热、祛湿除痹、健脾止泻的功效，是一味清补利湿之食疗佳品。

《神农本草经》载："久服轻身，益气。""治筋急拘挛，不可屈伸，风湿痹下气。"《名医别录》："除筋骨邪气不仁，利肠胃，消水肿，令人能食。"《本草纲目》："健脾益胃，补肺清热，祛风胜湿。"

薏苡仁粥，日日服之，具有补正、利肠胃等功能，对脾虚湿滞的人颇有裨益。薏苡仁常用于食疗，煮粥、饭，或同曲米酿酒食用；入药则配合其他药物组成复方治疗慢性肠炎、风湿关节痛、湿疹、痰湿水肿以及肿瘤等疾病。但其性和缓，故应用较大剂量才能获效。根据我的临床经验，每天喝薏米粥可以治疗周身扁平疣，需要坚持 3 个月以上。儿童不愿意吃药，可有些孩子因肠胃有问题所以才长了扁平疣。虽然他们曾经用激光治疗过，但还是会复发，而且用激光疗法孩子太难受，怎么办？喝薏米粥吧。妈妈每周熬 2 次，可放冰箱里储存，也可以配红小豆和绿豆，效果很不错。

**2. 芡实** 味甘、涩，性平，具有补肾涩精、健脾止泻的功效，为常用的调补食疗佳品。

《神农本草经》载：“补中……益精气，强志，令耳目聪明，久服，轻身不饥，耐老神仙。”《本草纲目》：“止渴益肾。治小便不禁、遗精、白浊、带下。”

可用芡实配粳米做粥、饭食用，也可做糕点。

**3. 糯米** 味甘，性温。具有健脾温中、益气补肺的功效，为常用的食物佳品。

唐代孙思邈谓：“脾病宜食，益气止泄。”《本草经疏》：“补脾胃，益肺气之谷，脾胃得补，则中自温，大便亦坚实。温能养气，气充则身自多热。大抵脾肺虚寒者宜之。”《本草纲目》：“暖脾胃，止虚寒泄痢，缩小便，收自汗。”

糯者濡也，柔黏，性黏滞，故得名。可与药同用，亦可煮粥、做饭、酿酒、熬汤，或制成糕饼、汤团等。

**4. 小麦** 味甘，性凉。具有养心安神、健脾厚肠、益肾补虚、养阴止渴、除热止汗的功效，为常用的食物佳品。

《本草拾遗》云：“小麦面，补虚，实人肤体，厚肠胃，强气力。”《本草再新》：“养心，益肾，和血，健脾。”《医林纂要》：“除烦，止血，利小便，润肺燥。”

在中药材中，小麦分为淮小麦、浮小麦两种。浮小麦即淘洗时轻浮瘪瘦的麦粒，药用敛汗，适用于虚汗过多者。

**5. 玉米** 味甘，性平。具有补肺宁心、调中开胃、降浊利尿、清湿热、利肝胆的功效，为补益脾胃、充饥健身的食疗佳品。

《本草纲目》载："调中开胃。""小便淋沥沙石，痛不可忍，煎汤频饮。"《医林纂要》："益肺宁心。"《本草推陈》："为健胃剂，煎服亦有利尿之功。"

玉米熟食营养丰富，当玉米成熟时，将新鲜玉米去苞须后煮食，老则粒坚如石，须磨碾细粒煮粥，为我国北方的粗粮之一。玉米亦可以做菜，可以榨油。一般起利尿的作用，以玉米须为佳；起降脂、降压作用以玉米油（玉米榨油）为优；强身健胃，则以玉米为良。

**6. 燕麦** 味甘，性平。具有补益脾胃、滑肠、止汗、止血的功效，为老年人常食的营养调补佳品。

《本草纲目》云："甘平，无毒。充饥滑肠。"《本草逢原》："益肝和脾。"

燕麦营养极其丰富，可作为面、饭、粥等食用。燕麦片，系燕麦米之细面加工制成，可开水冲调食之。本品可作为调补食疗之品常食之，也可入药。

**7. 饴糖** 为米、大麦、小麦、粟或玉蜀黍等经发酵糖化制成的糖类食品。味甘，性温。具有缓中补虚、生津润燥、健脾和胃、润肺止咳之功，为缓和性的滋养佳品。

《大明本草》云："益气力，消痰止嗽，并润五脏。"《食物本草会纂》："消痰润肺止嗽，健脾胃，补中和胃，和药解附子、乌头毒。"《千金食治》："补虚冷，益气力，止肠鸣，咽痛，除唾血，却卒嗽。”《长沙药解》：“补脾精，化胃气，生津，养血，缓里急，止腹痛。”

饴糖又名麦芽糖、胶饴等，是中老年或体虚久病者理想的补中益气、缓和性滋养强壮之品。用饴糖 1 ~ 2 匙，温水化服，也可制成糖果或配在滋补膏方中，或入药方中服用。

**8. 黑米** 味甘，性温。具有滋阴补肾、健脾暖肝、明目活血的功效，为滋补养生的佳品。

《本草纲目》记载，黑米又称粳谷奴，可主治“走马喉痹”，其用法为“烧研，酒服方寸匕，立效。”

黑米既可煮粥，也可制作各种营养食品和酿酒，被誉为“补血米”“长寿米”。长期食用黑米，对头昏目眩、贫血白发、腰膝酸软、夜盲耳鸣症等疗效尤佳。

**9. 糙米** 味甘，性温。具有健脾开胃、和中益气、活血化瘀的功效，为日常主食之一。

糙米保留了稻谷的大部分营养，比白米更具营养价值。据《本草纲目》记载，糙米能“和五脏、好颜色”，具有健脾开胃、和中益气的功效。糙米既可单独煮粥或蒸饭，也可与白米混合煮食，增加口感和营养。

**10. 小米** 味甘、咸，性凉。具有健脾和胃、安眠、滋阴养血的功效，为北方常用的主食之一。

《本草纲目》载小米：“治反胃热痢，煮粥食，益丹田，补虚损，开肠胃。”

小米既可煮粥，也可制作小米糕、小米饭等。小米富含丰富的维生素 B 群和膳食纤维，有助于促进消化、改善睡眠和滋阴养血。

**11. 荞麦** 味甘，性凉。具有健脾消积、下气宽肠、解毒敛疮的功效，为粗粮中的佳品。

《本草纲目》载荞麦："实肠胃，益气力，续精神，能炼五脏滓秽。""降气宽肠，磨积滞，消热肿风痛，除白浊白带，脾积泄泻。"

荞麦既可煮粥，也可制作荞麦面、荞麦饼等。荞麦富含丰富的膳食纤维和矿物质，有助于降低血糖、血脂和胆固醇，预防心血管疾病。

**12. 高粱** 味甘、涩，性温。具有和胃、健脾、止泻的功效，为北方常用的主食之一。

《本草纲目》载高粱："温中，涩肠胃，止霍乱……利小便，止喘满。"高粱既可煮粥，也可制作高粱饭、高粱面等。高粱富含丰富的膳食纤维和B族维生素，有助于促进消化、增强免疫力和预防便秘。

## 可榨油类

**1. 芝麻** 性平，味甘。有黑、白两种。黑芝麻和白芝麻的性能大致相同，但入药多用黑芝麻。具有补肝肾、乌须发、润肠燥和营血的功效，为滋润五脏的食物佳品。

《名医别录》载："坚筋骨，明耳目，耐饥渴，延年。"《神农本草经》："治伤中虚羸，补五内，益气力，长肌肉，填髓脑。"《食疗本草》："润五脏，主火灼……填骨髓，补虚气。"李时珍订《食物本草》："芝麻擂烂，去滓，入绿豆粉，作腐食，其性湿润，最益老人。"

芝麻气味平和，营养丰富。本品可做成粥、羹、糊、各种糕饼点心食用，也可浸酒，还可入膏方、药方。

**2. 落花生** 味甘，性平。具有润肺、补脾、滋养之功，为果中之佳品。

《药性考》:“生研用，下痰。炒熟用，开胃，醒脾，滑肠。”《本草求真》:“味甘而辛，体润气香……诚佳品也……此气味虽纯，既不等于胡桃肉之热，复不类乌芋、菱角之凉。食则清香可爱，适口助茗，最为得宜。第此体润质滑，施于体燥坚实则可，施于体寒湿滞，中气不运，恣啖不休，保无害脾滑肠之弊乎？”

花生可生吃；也可煮熟食之；可作菜肴；可煮粥、饭、羹；可制成糕点等。落花生含脂肪很多，可榨油，其气香，与麻油相类。因含蛋白质，榨油后渣，可作花生酱，香美可口。花生皮有很好的止血作用。用生花生浸醋中一昼夜，每天吃 10 ~ 20 粒。

## 豆类

1. 黑大豆　味甘，性平。具有调中下气、健胃强身、养血平肝、活血利水、祛风解毒、除热止汗的功效，为常用的食物佳品。

《延年秘录》谓:“服食大豆，令人长肌肤，益颜色，填骨髓，加气力，补虚能食。”《食疗本草》:“主中风脚弱，产后诸疾；若和甘草煮汤饮之，去一切热毒气，善治风毒脚气；煮食之，主心痛，筋挛，膝痛，胀满。”

黑大豆是很好的食物，可制作成菜肴食用。常服黑大豆能使肌细肤白。

2. 黄豆　味甘，性平。具有健脾宽中、润燥利水、化湿利尿的功效，为理想的食物佳品。

据《本草纲目》载:“黄、白豆炒食，作腐，造酱，榨油，盛为时用……其荚叶嫩时，可食甘美。”《食疗本草》:“益气润肌肤。”《本草汇言》:“煮汁饮，能润脾燥，故消积痢。”

黄豆的营养非常丰富，含有大量的植物蛋白、维生素等多种营养素，其营养价值可与肉类媲美，并且脂肪含量较低，不腻口，为低脂高蛋白的营养品。其食用方法很多，嫩时呈绿色称“毛豆”，可当蔬菜吃；老则可炒食、煮食，亦可榨油；可以加工制成豆制品，如豆腐、豆腐干、豆腐衣、素鸡等；可磨浆制成豆浆。豆浆营养丰富，易于消化吸收，是老年体弱、病后体虚者和更年期女性理想的调补佳品。

**3. 扁豆** 味甘，性平。具有益气健脾、化湿和中、补虚止泻的功效，为理想的调补食物佳品。

《大明本草》谓：“补五脏。”《名医别录》：“主和中下气。”《本草纲目》：“止泄泻，消暑，暖脾胃，除湿热，止消渴。”

扁豆味甘平而不甜，气清香而不窜，可煮粥，可煲汤，也可做糕点、菜肴。入药味轻气薄，和补气药同用为佳。白扁豆可食可药；黑扁豆供食而不入药；红扁豆，广西民间作清肝药，可治白内障。扁豆的叶、根、藤，花、种皮（扁豆衣）均可作药用：扁豆叶、扁豆花可治泄泻、疮毒；扁豆根常用于治便血、痔漏、淋浊；扁豆衣功效同扁豆，而力稍逊。

**4. 蚕豆** 味甘，性平。具有补中益气、健脾利湿、涩精实肠、止血退肿的功效，为日常的食物佳品。

《本草从新》云：“补中益气，涩精实肠。”《湖南药物志》：“健脾，止血，利尿。”

蚕豆营养丰富，可炒食、做菜、煮粥、煲汤，或磨粉用红糖调食。蚕豆叶、花、梗、荚壳、种皮均能当作药用：其中叶、梗、荚壳能利尿止血；花能凉血止血；皮能利尿。

**5. 绿豆** 味甘，性寒。具有清热解毒、消暑止渴、利尿消肿的功效，为夏季消暑解毒的佳品。

《本草纲目》载绿豆：“煮食，消肿下气……治寒热热中，止泄痢卒澼，利小便胀满……补益元气……润皮肤……止消渴”，而绿豆粉则可“解诸热，益气，解酒食诸毒。”

绿豆既可煮粥、煲汤，也可制作绿豆糕、绿豆沙等甜品。其性寒能清热，故特别适宜于夏季或体内有热毒者食用。同时，绿豆还具有降低胆固醇、预防心血管疾病的作用。

6. 红豆　味甘、酸，性平。具有利水消肿、解毒排脓、健脾止泻的功效，为常用的食疗佳品。

《食性本草》谓：“赤小豆坚筋骨，抽肌肉，久食瘦人。”《本草纲目》：“治热毒，散恶血，除烦满，通气，健脾胃，令人美食。”

红豆既可煮粥、煲汤，也可制作红豆沙、红豆糕等甜品。其利水消肿的功效特别适宜于水肿、脚气病患者食用。同时，红豆还富含铁质，有助于补血养颜。

7. 豌豆　味甘，性平。具有和中下气、利小便、解疮毒的功效，为日常的食物佳品。

《本草纲目》载豌豆：“治寒热热中，除吐逆，止泄痢澼下，利小便、腹胀满”。《随息居饮食谱》：“煮食，和中生津，止渴下气，通乳。”

豌豆既可炒食、做菜，也可煮粥、煲汤。其口感鲜甜，营养丰富，特别适宜于脾胃虚弱、食少腹胀者食用。同时，豌豆还富含维生素 A、维生素 C 和维生素 B 族，有助于增强免疫力、促进生长发育。

## 肉类

### （一）禽畜类食物

**1. 猪肉** 味甘，咸，性平。具有补益肾精、滋养肝血的功效，为滋阴润燥的食物佳品。

《千金·食治》：“宜肾……补肾气虚竭……头肉，补虚乏气力，去惊痫，寒热，五癃。”《随息居饮食谱》：“补肾液，充胃汁，滋肝阴，润肌肤，利二便，止消渴。”《本草备要》：“猪肉，其味隽永，食之润肠胃，生精液，丰肌体，泽皮肤，固其所也。惟多食则助热生痰，动风作湿；伤风寒及病初愈者为大忌耳。”

猪肉为常吃的滋补佳肴，有丰富的营养价值，做菜可红烧、清炖、煲汤；可与其他菜同煮成各种菜肴；也可与中药同煮做成药膳。猪全身都是宝：猪肝能补肝养血明目；猪肾能育阴补肾；猪心能养心补血安神；猪肺能补益肺脏；猪脑能补脑填髓；猪血具有生血之功；猪肚能补虚健脾和胃；猪蹄能补血、催乳、美容、润肤。猪的各个部位均可制成美味佳肴食用。不过肥肉血脂高，同样道理，猪的内脏还是少吃为好。

**2. 羊肉** 味甘，性温。具有益气养血、温中暖下的功效，为阳虚体质人群增加营养的食疗佳品。

《本草纲目》载羊肉：“苦、甘，大热……补中益气，”《名医别录》：“主缓中……虚劳寒冷，补中益气，安心止惊。”《日用本草》：“治腰膝羸弱，壮筋骨，厚肠胃。”

羊肉是温阳补血的滋补佳品，有丰富的营养价值。它的热量比猪肉、牛肉高，尤以冬月食之为宜。做菜可红烧、清炖、煲汤、涮锅；也可与其他菜同煮成各种菜肴，或与中药同煮做成药膳。羊肝能益血补肝明目；羊肾能补肾气，益精髓；羊肚的功能是补益脾胃。

**3. 牛肉** 味甘，性平。具有健脾养胃、益气补血、强筋壮骨的功效，为具有滋补功效的食物佳品。

据《韩氏医通》云："黄牛肉，补气，与绵黄芪同功。"《医林纂要》："牛肉味甘，专补脾土。脾胃者，后天气血之本，补此则无不补矣。"《本草纲目》：载水牛肉"主治消渴，止啘泄，安中益气，养脾胃。补虚壮健，强筋骨，消水肿，除湿气。"

牛肉蛋白所含的人体必需的氨基酸很多，故肉类中以牛肉营养价值最高，常食能补气强身。做菜可红烧、清炖、煲汤，也可与其他菜同煮成各种菜肴，或与中药同煮做成药膳。牛肝能补肝明目养血；牛肾能补肾益精；牛鞭能温肾助阳；牛筋能益肝肾，补元气；牛肚能健脾益胃，益气养血，均可制成美味佳肴和药膳食用。

**4. 鸽肉** 味咸，性平。具有益气滋肾、祛风解毒的功效，为补益的食物佳品。

《本草逢原》云："久患虚羸者，食之有益。"《本草再新》："治肝风肝火，滋肾益阴。"《增补食物秘书》："调精益气，解药毒，益血解毒。同姜酒服消痞积。"

鸽肉熟食，肉质细嫩香美，为上品佳肴，可煮汤、烤制熟食，也可煲药膳。鸽蛋具有补益肾气的功能。

**5. 鸡蛋** 蛋清味甘，性凉；蛋黄味甘，性平。具有益气养血、滋阴润燥、宁心安神之功，为日常营养食物中的佳品。

《日华子本草》云："镇心，安五脏，止惊，安胎……醋煮，治久痢。"《本草纲目》："卵白象天，其气清，其性微寒；卵黄象地，其气浑，其性温；卵则兼黄白而用之，其性乎。精不足者，补之以气，故卵白能清气，治伏热、目赤、咽痛诸疾。形不足者，补之以味，故卵黄能补血，治下痢，胎产诸疾。卵则兼理气血，故治上列诸疾也。”

鸡蛋是我国膳食中一项重要食品，主要含有卵蛋白和卵球蛋白，其中包括人体必需的八种氨基酸，与人体蛋白质的组成相近。熟食可做成煮蛋、煎蛋、炖蛋、炒蛋、蛋汤等，还可与其他食品做成各种美味佳肴，也可与中药合用做成药膳。

**6. 牛奶** 味甘，性平。具有补虚损、养气血、益五脏、润肌肤、生津液、润胃肠的功效，为日常营养滋补佳品。

《本草经疏》云：“牛乳乃牛之血液所化，其味甘，其气微寒无毒，甘寒能养血脉，滋润五脏，故主补虚羸，止渴。”《随息居饮食谱》：“功同人乳，而无饮食之毒、七情之火……老年火盛者宜之。”《本草纲目》：“治反胃热哕，补益劳损，润大肠，治气痢，除黄疸……”

牛奶为完全蛋白质食品，营养极其丰富，含有较多人体所必需的氨基酸，胆固醇含量比肉、蛋类都低，经常食用能补虚损，益五脏，润泽肌肤，强身延年。牛奶可日常饮用，也可以煮粥、做奶茶；还可加入各种菜肴和糕点中食用。

**7. 蜂蜜** 味甘，性平。具有补中、润燥、缓急、通便、解毒的功效，为调补营养佳品。

在《神农本草经》中蜂蜜被列为上品：“主心腹邪气，诸惊痫痉，安五脏，诸不足，益气补中，止痛，解毒，除众病，和百药，久服强志轻身，不饥，不老。”《本草纲目》载蜂蜜：“其入药之功有五：清热也，补中也，解毒也，润燥也，止痛也。生则性凉，故能清热，熟则性温，故能补中；甘而和平，故能解毒，柔而濡泽，故能润燥；缓可以去急，故能止心腹肌肉疮疡之痛；和可以致中，故能调和百药而与甘草功同。”

蜂蜜营养丰富，既能日常食用，可做药膳，亦可药用。若以蜂蜜制成丸、膏等可使药力缓慢吸收，起到缓急止痛、调和百药之功效。蜂王浆（蜂乳）是工蜂咽囊腺分泌的乳白色胶状物和蜂蜜配制而成的液体，具有滋补强壮、益肝健脾、止痛解毒的功效；花粉（蜜蜂花粉）是植物的性细胞，能增耐力，强体力，除疲劳，都是有利于老人或虚弱的人保持身体健康的食物。

**8. 燕窝**　燕窝味甘，性平。具有益气补中、养阴润燥、健脾益肾、养血生精的功效，为补益虚损的珍贵滋养品。燕窝为金丝燕及多种同属燕类用唾液或唾液与绒羽等混合凝结所筑成的巢窝。全年可采集三次，第一次采的燕窝呈白色，名为“官燕”，纯系金丝燕之涎液所成，营养价值最高，为佳品；第二次采集多夹有羽毛，称为“毛燕”，营养价值次之；第三次采集多兼有动物之血液，称为“血燕”，营养价值更次之。

《本草再新》：“大补元气，润肺滋阴，治虚劳咳嗽，咯血，吐血，引火归源，滑肠开胃。”《本草从新》：“大养肺阴，化痰止嗽，补而能清，为调理虚损痨瘵之圣药，一切病之由于肺虚，不能清肃下行者，用此皆可治之。开胃气，已痨痢，益小儿痘疹。燕窝脚，能润下，治噎膈甚效。”

食用时应以温水浸泡，去净羽毛、血液及杂质，加冰糖适量，文火炖，每日早晚各服一次。

## （二）水产海味食物

**1. 海蜇** 味咸，性平。具有平肝清热、化痰软坚、行瘀消积、开胃润肠的功效，为滋补食物中的佳品。本品加工后分为“海蜇头”（口腕部）、“海蜇皮”（伞部）。

《医林纂要》云：“补心益肺，滋阴化痰，去结核、行邪湿，解渴醒酒，止咳除烦。”《本草拾遗》：“主生气及妇人劳损，积血，带下，小儿风疾，丹毒，汤火除烦。”《随息居饮食谱》：“清热消痰，行瘀化积，杀虫止痛，开胃润肠。治哮喘、疳黄、癥瘕、泻痢，崩中带浊，癫痫、痞胀、脚气。”

海蜇食用时，应以清水浸漂洗净，以姜、醋等调料凉拌生食，不仅爽口开胃，且消食化痰不伤正，滋阴养肝而不留邪。也可入药。临床上用海蜇与荸荠同煮，可以调节高血压。

**2. 海参** 海参品种较多，主要有刺参与光参。刺参肉厚嫩，补益力强，为优；光参品质较次，但其功效相似。味咸，性温。具有益气健阳、补血滋阴、润燥通肠的功效，为滋养食物中的佳品。

《本草求原》云：“润五脏，滋精利水。”《本草从新》：“补肾益精，壮阳疗痿。”《随息居饮食谱》：“滋阴，补血，健阳，润燥，调经，养胎，利产。凡产后、病后衰老尪孱，宜同火腿或猪、羊肉煨食之。”

海参为营养美食，能作为菜熟食、煎汤或入药收膏。

**3. 海带** 味咸，性寒。具有化痰软坚、清热利水的功效，为日常食物中的佳品。

《本草纲目》谓：“治水病，瘿瘤、功同海藻。”《本草汇言》：“海带去瘿行水，下气化痰，功同海藻、昆布，妇人方中催生有验，稍有异耳。”《医林纂要》：“补心，行水，消痰软坚。

消瘿瘤结核，攻寒热瘕疝，治脚气水肿，通噎膈。”《现代实用中药》：“治水肿，淋疾，湿性脚气。又治甲状腺肿、慢性气管炎、咳嗽。”

海带含有大量碘、碘化物，是缺碘而引起的甲状腺功能不足患者的理想食品。在食用前，应先用水浸洗，可凉拌生食，也可做菜、炖汤、熟食，也可做药膳。

**4. 对虾**　味甘、咸，性温。具有补肾壮阳、健胃的功效，为营养强身的食物补品。

《本草纲目拾遗》云对虾：“补肾兴阳……治痰火后半身不遂，筋骨疼痛。”《随息居饮食谱》：“开胃、化痰。”

对虾，肉质厚，味鲜美，营养丰富，是能开胃的美食。对虾可红烧、清煮，也可做成馅等食用。

**5. 甲鱼**　味咸，性平。具有滋阴潜阳、清热散结、益肾强骨、养心凉血的功效，为滋补强壮的食物佳品。

《日用本草》云：“补劳伤，壮阳气，大补阴之不足。”《名医别录》：“主伤中益气、补不足。”《日华子本草》：“益气调中，妇人带久，治血瘕腰痛。”《随息居饮食谱》：“滋肝肾之阴，清虚劳之热。主脱肛，崩带，瘰疬，癥瘕。”《本草备要》：“凉血补阴，亦治疟、痢。”孟诜：“主妇人漏下羸瘦。”

甲鱼营养丰富，肉味鲜美，食用时可红烧、清蒸、煲汤，或入药膳，药用价值很高。

**6. 牡蛎肉**　味甘、咸，性平。具有养血滋阴、化痰软坚、涩精止汗的功效，为有滋补作用的食物佳品。

《医林纂要》谓：“清肺补心，滋阴养血。”《本草拾遗》：“煮食，主虚损，妇人血气，调中，解丹毒。于姜醋中生食之，主丹毒，酒后烦热，止渴。”

牡蛎肉是美味的海鲜食品，有良好的食疗效果，可清蒸、煲汤、煎炒成美味菜肴食用，也可与中药同煮做药膳。

7. 鳝鱼　味甘，性温。具有补虚损、强筋骨、散风邪、通经络的功效，为补益食物中的佳品。

《名医别录》云："主补中益血。"《滇南本草》："治痨伤，添精益髓，壮筋骨。"《千金·食治》："主少气吸吸，足不能立地。"《本草拾遗》："主湿痹气，补虚损，妇人产后淋漓，血气不调，羸瘦，止血，除腹中冷气肠鸣。"

鳝鱼肉可烹烧为佳肴，自古被列为上品，可红烧、清炖等，有很好的药用价值，可与中药同煮做药膳。药用捣肉为丸，或焙研为散内服。

# 运动养生处方

问 长寿老人有百岁还在田间劳动和做家务的，但也有百岁老人从不运动，到底该怎样？

答 第一，运动要贵在适度与守度，循序渐进。

第二，动静结合以调形养神。

第三，以“衡法”来调和气血。

第四，视年龄选择运动项目。

# “生命在于运动”

“生命在于运动”，这句古老的格言至今依然熠熠生辉。它不仅是一条健康生活的座右铭，更是现代医学研究的坚实基础。运动养生的方式和方法随着时代的发展不断演变与丰富。运动养生不仅仅是锻炼身体的方法，更是一种生活方式的选择，是一种追求身心健康的文化传承。

早在先秦时期，我们的祖先就已经意识到运动对于保持身体健康的重要性，以舞蹈来舒筋活络、流通气血、防病祛病。随着时间的推移，各种导引运动逐渐发展起来，其中最具代表性的便是气功、太极拳、八段锦、五禽戏、易筋经等。这些传统的健身方式不仅强调了动作的规范性，更加注重呼吸调节与心灵放松的结合，使练习者在锻炼的同时能够达到身心和谐的状态。例如，太极拳以其缓慢流畅的动作著称，既能增强体质，又能培养人的耐心和专注力；而五禽戏则模仿虎、鹿、熊、猿、鸟五种动物的动作，既有趣味性又具实用性，有助于改善人体各部位的功能。

从医学的角度来看，运动对人体健康的促进作用是多方面的。规律的体育活动可以显著提高血液循环效率，增加氧气供应至全身各个器官，使人感到精力充沛。运动还能加速新陈代谢，帮助身体排出废物和毒素，维持内环境稳定。对于少年儿童而言，适当的运动刺激骨骼及其周围组织生长，有助于骨骼发育得更快、更强壮。运动还可以提高大脑的血液供给量，从而改善情绪状态，减少焦虑和抑郁的发生概率，使人体验到更多的快乐和满足感。

然而，随着年龄的增长，人体的各项功能开始逐渐衰退，骨质疏松、内分泌失调、内脏功能减弱等问题日益突出。常见的慢性疾病如颈椎病、肩周炎、腰腿疼痛以及心肺功能下降等，严重影响着老年人的生活质量。因此，在进行养生运动时，应根据个人的身体状况选择合适的项目，重点预防和缓解上述常见疾病。比如，瑜伽和太极拳可以帮助缓解关节疼痛，游泳则是增强心肺功能的理想选择。

要想通过运动养生取得良好的效果，关键在于科学合理的安排。首先，要根据自己的年龄、性别、体质等因素制订个性化的锻炼计划。年轻人可以选择强度较大、节奏较快的运动形式，如跑步、篮球等；而中老年人则更适合一些温和的有氧运动，如散步、慢跑、骑自行车等。其次，注意运动的时间和频率也非常重要。专家建议，成年人每周至少应该保证 150 分钟的中等强度有氧运动或 75 分钟的高强度有氧运动，并适当加入力量训练以增强肌肉力量。最后，不要忽视热身和拉伸环节，它们能有效预防运动损伤，提高运动表现。

“生命在于运动”不仅仅是一句口号，它蕴含着深刻的哲理和丰富的实践价值。无论年龄大小，每个人都应该将运动融入日常生活之中，享受运动带来的乐趣与健康收益。

## 第一，运动要贵在适度与守度，循序渐进

正如华佗所言：“人体欲得劳动，但不当使极尔。”这意味着我们的身体确实需要活动，但这种活动应当保持在一个合理的范围内，既不能过少以至于无法达到健身的效果，也不能过多导致身体疲劳甚至损伤。

适度的运动是确保身体健康的关键。如果运动量太小，那么它可能无法对身体产生足够的刺激，从而达不到预期的健身效

果。相反，若运动量过大，则容易让身体处于过度劳累的状态，进而引起肌肉、关节等组织的损伤。因此，“形劳而不倦”应成为我们运动时遵循的基本准则。通过适当的锻炼，我们可以实现劳逸结合的理想状态，在锻炼后感到轻松愉悦而非疲惫不堪。值得注意的是，运动并非一朝一夕即可见效，而是需要长时间的坚持才能看到明显的效果。三天打鱼两天晒网式的运动方式不仅难以实现健身的目标，反而可能导致受伤的风险增加。

“流水不腐，户枢不蠹”，这句古老的格言揭示了“动则不衰”的道理，同时也强调了运动需要经常且不间断地进行。过于急功近利，企图短时间内通过大量运动迅速达到理想效果的做法并不明智。正确的做法应该是根据自身情况制订合适的运动计划，并持之以恒地执行下去。中医学家邓铁涛教授从 50 岁开始练习八段锦，每日清晨必练，数十年如一日，最终寿逾百岁；江苏省中医院的干祖望教授自 40 岁起坚持跳远攀高等运动，至 80 多岁时仍能从半米高的阶梯上轻松跳上跳下。这些当代名医用自己的行动证明了，只有坚持不懈、持之以恒，才能真正享受到运动带来的健康益处。

为了保证运动的有效性，建议每周至少进行 3 次运动，每次持续半小时到 1 小时左右。这里需要注意的是，运动时间不应累计，而是应该分散开来，形成规律性的锻炼习惯。曾经有一位朋友听从了我的建议开始锻炼身体，初期感觉精神焕发，然而有一天他来看病时告诉我他的胳膊受伤了。原来是因为这一周他忙于工作无暇运动，到了周末便一口气打了 3 小时的球，结果导致胳膊劳损。这个案例提醒我们，偶尔的高强度运动也未必能达到预期的健身效果，反而可能带来伤害。

要想通过运动获得良好的健康收益，关键在于找到适合自己的运动方式，并在此基础上做到适度、有规律地锻炼。无论是年轻人还是老年人，都应将运动视为一种长期的生活习惯，而不是短期的行为。唯有如此，我们才能真正体会到“生命在于运动”的深刻内涵，享受因运动而带来的身心健康与快乐。

## 第二，动静结合以调形养神

“生命在于运动”，这句名言强调了运动对于维持和提升个人健康的重要性。然而，我们在追求身体活动的同时，也不应忽视静止的力量。吕不韦曾说过：“形不动则精不流，精不流则气郁。”华佗也主张：“动摇则谷气得消。”这些古代智者的话语提醒我们，人体内气血的运行需要动静相辅，而非一味地追求动或静。正确的养生之道，在于动静结合，以达到调形养神的目的。

在现代社会中，人们往往过于重视“动”的一面，却忽略了“静”的价值。事实上，“此动非妄动，非躁动”。真正的动应该是有节奏、有节制的，它不仅能够促进体内的能量流动，还能帮助消化食物，增强体质。而所谓的“神不用不动故属于静”，指的是心灵上的宁静与放松。当我们的思维不过度活跃，情绪保持稳定时，便达到了一种深层次的静。这种状态并非完全的无所作为，而是指用之不过，“动而不妄动”亦是静的一种表现形式。正如朱熹所言：“静者养动之根，动所以行其静。”这说明了动静之间的相互依存关系。

上海著名的中医秦亮甫教授就是动静结合养生理念的践行者之一。他不仅擅长快速敏捷的武术练习，如“浪子燕青拳”，同时也非常注重静态的锻炼方法。例如，在日常生活中，他会采取坐姿端正如钟的方式，通过调节呼吸来达到内心的平静；临睡前，则会仰面朝天躺在床上，让四肢及全身肌肉得到充分的放松，同时引导自己的意念进入放松状态。秦教授认为，这样的动静结合不仅能有效缓解一天的疲劳，恢复体力，还能帮助调整心态，使精神更加集中和平稳。

运动养生的核心在于守静，即在动态的活动中寻求内心深处的宁静。通过“以静制动”，我们可以让思绪变得更加清晰，意志更为坚定，从而滋养心灵。相反，“以动起静”则可以通过适度的身体活动促进气血流通，避免因长时间静止而导致的气血瘀滞问题。这种方法既能养护身体形态（形），又能滋养精神状态（神）。因此，“动以养形”“静以养神”成为了养生的重要原则。

为了实现身心和谐统一，我们需要在日常生活中找到适合自己的动静结合方式。比如，早晨可以选择一些轻柔的瑜伽动作或太极拳练习，既能让身体逐渐苏醒过来，又不会给尚未完全准备好的机体造成过大的负担。白天工作间隙，可以进行几次深呼吸练习，短暂闭目养神，让大脑暂时脱离紧张的工作环境，获得片刻的休息。晚上回家后，不妨尝试冥想或简单的拉伸动作，帮助身体从一天的忙碌中恢复过来。

动静结合不仅是养生的一个重要原则，更是实现身心和谐统一的有效途径。通过合理安排动与静的比例，可以让身体和心灵都能得到充分的滋养。无论是年轻人还是老年人，都应将动静结合的理念融入日常生活的点点滴滴，以此来维护身体健康，延长寿命，享受更加充实和幸福的人生。

## 第三，以“衡法”来调和气血

在追求健康生活的道路上，人们常常探索各种有效的运动方式。其中，散步和慢跑因其简单易行而备受推崇。这些活动不仅能够帮助我们保持身体活力，还能调节体内的气血平衡，促进新陈代谢，增强脏腑功能。

散步是最简单、最容易操作的运动之一。自古以来，许多养生家都提倡在清晨、饭后或睡前进行散步。清代养生家曹庭栋在其著作《老老恒言·散步》中提到："步主筋，步则筋舒而四肢健。"这说明了散步对关节和肌肉的益处。饭后散步有助于消化，正如曹庭栋所指出的，"散其气以输于食，则磨胃而易腐化"。饭后轻柔地走动，可以促进肠胃蠕动，加速食物的消化吸收，防止积食和胃胀等不适症状。闲时散步则有助于放松身心，养神安神，使人感到心情愉悦。而睡前散步更是"以动求静"的典范。它可以帮助我们缓解一天的压力，使大脑逐渐进入休息状态，从而提高睡眠质量。总的来说，散步具有帮助消化、舒利关节、流通气血等多种功效，是维持身体健康的重要手段。

相较于散步，慢跑虽然强度稍高，但同样是一种非常有益的运动形式。江苏南通的著名中医学家朱良春教授的健康秘诀之一就是：要想活得好，天天练"慢跑"。尽管他的生活节奏紧凑，没有太多时间练习气功或太极拳等较为复杂的运动，但他坚持骑自行车上下班，外出也骑自行车，一举两得，既不占用时间，又锻炼了身体。这种"慢运动"能有效增强体质，促进血液循环，提升心肺功能。长期坚持慢跑的人往往拥有更强的心血管系统、更低的血压和胆固醇水平，以及更好的体重管理能力。此外，慢跑还能够释放内啡肽，这是一种让人感到愉快和满足的化学物质，有助于减轻压力，改善情绪。

中国古代的养生智慧强调天人合一，注重自然界的节律与人体生理功能之间的和谐统一。在现代社会背景下，我们可以结合传统智慧与现代科学研究成果，更加科学合理地安排日常运动。

例如，早晨空气清新，适合进行一些轻松的户外活动；饭后适当活动有助于促进消化；晚上适度运动则能帮助放松身心，改善睡眠质量。通过这样的方式，我们不仅可以享受到运动带来的直接好处，还能培养良好的生活习惯，形成积极向上的生活态度。

## 第四，视年龄选择运动项目

运动对于不同年龄段的人来说，有着不同的意义和作用。了解如何根据自己的年龄阶段选择合适的运动项目，是实现健康生活的重要一步。从青少年到中老年，每个人的身体状况和需求各不相同，因此，合理安排运动内容至关重要。

对于少儿及正处于生长发育期的年轻人来说，他们的身体充满了活力与弹性，可以选择各种类型的运动项目，如跑步、跳跃、登山、游泳等。这些活动不仅能促进骨骼的健康成长，还能增强心肺功能，提高身体协调性。然而，尽管他们拥有充沛的体力，也应注意避免过度运动带来的伤害。例如，在参与马拉松等高强度耐力赛时，必须确保心脏能够承受剧烈的运动强度，以免造成不可逆的心脏损伤或其他健康问题。此外，在进行篮球、足球等接触性较强的运动时，特别要注意保护肘关节、膝关节等易受伤部位，必要时可佩戴适当的防护装备。

进入四五十岁之后，人体的各项功能开始逐渐衰退，特别是心血管系统对剧烈运动的适应能力减弱。此时，应减少长跑等高冲击性的运动，转向更加温和且有益于健康的锻炼方式。快步走就是一个非常好的例子。它不仅简单易行，而且效果显著。快步走的关键在于正确的姿势和技术要领：步幅适中，理想的步幅约为身高的 0.45 倍，过大或过小都不利于身体健康；双臂自然前后摆动，高度超过心脏位置，有助于促进血液循环；保持较快的步伐节奏，每天至少行走 6 000 ~ 10 000 步，使用计步器可以帮助记录进度；坚持每日练习，形成规律性的锻炼习惯。

快步走的好处多多，包括但不限于提神醒脑、增加肺活量、缓解颈肩紧张、强化腰腿部肌肉力量、降低心血管疾病风险以及改善新陈代谢，甚至对预防糖尿病、高脂血症和神经衰弱都有积极作用。值得一提的是，快步走还是一种有效的减肥手段，能帮助减轻脂肪肝。就像 2009 年“感动中国”十大人物之一陈玉蓉，这位母亲为了给儿子做肝移植手术，通过坚持不懈地快步走成功摆脱了严重的脂肪肝。

除了选择适合自己的运动项目外，合理规划运动时间也是至关重要的。通常建议在不影响日常工作和学习的前提下，选择清晨（饭前 1 ~ 2 小时）或晚上（饭后 2 小时）作为最佳运动时段。对于居住在大城市的居民而言，早晨空气清新，污染较少，是进行户外活动的理想时机；而晚间的宁静环境同样有利于放松身心。当然，如果白天有空闲时间，上午 10 点至 11 点半，或者下午 3 点至 5 点之间也是不错的选择。夜间 9 点之后则更适合那些喜欢安静环境的人士。

无论处于哪个年龄段，都应该根据自身条件挑选适宜的运动方式，并遵循科学合理的训练原则，这样才能真正享受到运动带来的益处，达到强身健体的目的。

## 民族传统体育活动——导引以通经

在中华悠久的历史长河中，导引作为一种传统的养生保健方法，以其独特的理念和实践方式，为无数人带来了健康与活力。

导，指导气，是在意念的配合下，通过调节呼吸、吐故纳新而养生防病；引，指引体，是通过肢体的运动或自我按摩而增强体质。两者有区别又有联系，前者强调意念的运用，后者侧重肢体的运动，实际上两者是不可分割的自身运动方法，共同构成了一个完整的自身运动体系。《素问·上古天真论》提到，“其知道者，法于阴阳，和于术数……故能形与神俱，而尽终其天年，度百岁乃去。”古人认为，遵循自然规律，合理运用导引等方法，能够使人身心健康，延年益寿。文中还描述了古代真人“提挈天地，把握阴阳，呼吸精气，独立守神，肌肉若一”，展示了通过导引按跷之术（类似于现代的健身气功），可以实现身心合一的理想状态。

气功作为导引的重要组成部分，通常包含三个步骤：调意、调息和调身。调意指的是意守入静，即排除外界干扰，使心灵处于极度平静的状态，这是首要条件，需要保持“恬惔虚无”或“从欲快志于虚无之守”的心态。调息则是指吐故纳新，通过调整呼吸频率和深度，促进体内气体交换，增加氧气供应，排出二氧化碳和其他代谢废物，从而增强体质，提高免疫力。调身指引体按跷，通过特定的身体动作或姿势，配合呼吸和意念，达到全身协调一致的效果，不仅能增强肌肉力量，还能改善关节灵活性，促进血液循环。在这三者之中，调意尤为关键，因为只有当心神安定下来，才能更好地控制呼吸，进而带动气血流动，达到调理内脏和全身组织器官的目的。

要有效实践导引，首先需要选择合适的环境，尽量选择安静、空气清新且温度适宜的地方进行练习，有助于更快地进入冥想状态。其次，调整心态至关重要，开始前应尝试放下所有杂念，专注于当下的每一刻，可以通过深呼吸或默念一些正面的话语来帮助自己放松。然后逐步进行调息，先从简单的腹式呼吸开始，逐渐过渡到更复杂的呼吸技巧，注意保持呼吸的节奏感和平稳度。引入肢体运动时，根据个人情况选择适合的动作，每个动作都要做到位，同时配合呼吸，以意领气，以气率血。最后，持续练习是任何技能掌握的关键，哪怕只是短短几分钟的每日练习，也会带来意想不到的变化。

## 按跷以宣络

按跷，即按摩的古称，又称推拿、跷摩，是一种通过手法作用于人体特定部位以达到预防和治疗疾病目的的传统治疗方法。《素问·异法方宜论》中提到："中央者，其地平以湿……故其病多痿厥寒热，其治宜导引按跷。"这里将按跷与导引并列，表明它们是两种各有侧重的疗法。其中，导引主要以通经为主，而按跷则更侧重于宣络。

"按摩"一词最早见于《灵枢·九针论》，书中描述了"形数惊恐，筋脉不通，病生于不仁，治之以按摩醪药"。王冰对此解释说："按，谓按摩，跷，谓矫捷之举动手足，是所谓导引也。"这种解释揭示了按跷不仅包括按摩手法的应用，还涉及肢体的主动运动，尽管这些活动往往是由医生指导下的被动行为。根据《灵枢·九针论》中的描述，"病生于不仁"通常指的是络脉疾病，因此按摩的主要功能在于疏通络脉。经脉与络脉虽有区别但又紧密相连，络脉作为经脉的分支，分布更为表浅。因此，按跷特别适用于治疗涉及筋骨、皮肉、关节等部位的经络疾病，对于促进血液循环、缓解疼痛、改善关节活动度等方面具有显著效果。

按跷的具体操作方法多种多样，涵盖了从简单的局部按摩到复杂的全身推拿技术。例如，在进行肩颈部的按跷治疗时，医生会采用揉捏、拍打、点压等多种手法，结合患者自身的轻微动作，帮助放松紧张的肌肉群，改善局部血液循环，减轻因长时间保持不良姿势造成的不适感。此外，针对腰部或膝关节问题，按跷可以通过特定的手法刺激相应的穴位，调节气血运行，增强关节稳定性，减少炎症反应。值得注意的是，尽管按跷主要是由专业医生执行的一种医疗行为，但在日常生活中，适当的自我按摩也能起到一定的保健作用，如轻轻按摩头部可以缓解疲劳，促进睡眠；按摩腹部有助于消化系统健康等。

随着现代医学的发展，按跷的科学性和有效性得到了进一步验证。研究表明，通过按跷可以有效调节人体的神经系统，促进内分泌系统的平衡，增强免疫功能。例如，一些研究发现，定期接受按跷治疗的人群在应对压力方面表现得更为出色，他们的焦虑水平较低，整体生活质量更高。此外，按跷还能通过刺激体表的神经末梢，间接影响内脏器官的功能，比如通过对背部特定区域的按压，可以改善心肺功能，缓解呼吸困难等症状。因此，无论是作为一种独立的治疗方法，还是与其他疗法相结合，按跷都显示出了不可忽视的价值。

然而，值得注意的是，并非所有人都适合接受按跷治疗。某些急性病症或者存在严重器质性病变的情况下，按跷可能并不适用。在这种情况下，应当首先寻求专业医生的意见，确保安全有效地使用按跷这一治疗方法。

## 吐纳以祛疾

吐纳主要是通过调整呼吸、发音、吞咽等动作，使内脏得到按摩和疏导，从而达到祛疾强身的目的。《素问·上古天真论》中有言“呼吸精气”，即提倡以口呼气、以鼻吸气的方法进行锻炼。古人认为，呼吸之精气来源于自然界，呼接于地，吸通乎天。因此，在练习吐纳时，应当顺应天地阴阳之气的升降规律，通过调息来调节人体自身的气机升降出入。

《素问·刺法论》进一步指出：“至真之要，在乎天玄，神守天息，复入本元，命曰归宗。”这揭示了吐纳养生的核心理念：通过深长而有节奏的呼吸，将外界清新的气息引入体内，同时排除体内的浊气，以此来平衡身体内外的能量流动。古人强调，调息不仅是简单的呼吸动作，更是与自然界的交流过程。而在不同的时辰和方位下进行吐纳，可以更好地吸收天地间的精华，增强体质。例如，《黄帝内经》根据天人合一的整体观念，建议针对不同疾病选择不同的时辰和方位进行吐纳练习。书中特别提到，对于患有慢性肾病的人，可以在寅时（清晨3点到5点）面向南方，集中思想，排除杂念，屏住气连续吸气七次，然后不要立即呼出，而是伸着头颈像咽很硬的东西一样用力咽下。这样重复七遍之后，再把舌下的津液咽下去。这一过程不仅有助于疏通肾经，还能促进全身气血的流通，对缓解肾病症状具有显著效果。

吐纳的具体操作方法多种多样，但其核心在于通过深呼吸和特定的动作来激活体内的能量流动。例如，常见的腹式呼吸法是一种简单有效的吐纳方式。练习者首先放松全身，坐在舒适的位置上，双手轻轻放在腹部。接着，用鼻子缓慢吸气，让空气充满整个腹部，感觉腹部逐渐膨胀；然后用嘴巴缓缓呼气，感受腹部收缩。这种呼吸方式不仅能增加肺活量，还能帮助放松身心，减轻压力。此外，还有一些更为复杂的吐纳技巧，如“六字诀”吐纳法，通过发出特定的声音（如“嘘、呵、呼、呬、吹、嘻”），配合呼吸动作，可以针对性地调理五脏六腑的功能。比如，“嘘”音可以帮助疏肝解郁，“呵”音有助于清心降火，“呼”音则能健脾和胃。这些声音不仅仅是简单的发音，它们通过振动内脏器官，起到类似按摩的效果，促进气血运行，增强脏腑功能。

除了上述具体的吐纳技巧外，日常生活中也可以通过一些简单的呼吸练习来提升健康水平。例如，在早晨起床后或晚上临睡前，找一个安静的地方，闭上眼睛，专注于自己的呼吸，尝试将注意力集中在每一次吸气和呼气的过程中。慢慢地，你会发现自己的心情变得更加平静，思绪也更加清晰。长期坚持这样的练习，不仅可以改善睡眠质量，还能提高专注力和工作效率。另外，当感到紧张或焦虑时，可以通过几次深长的呼吸来迅速恢复平静。具体做法是，先深深地吸一口气，然后缓缓地呼出，重复几次，就能明显感觉到情绪得到了舒缓。

尽管吐纳疗法有着诸多益处，但在实际应用中也需要根据个人的具体情况来选择合适的练习方法。特别是对于患有某些慢性疾病的患者，应在专业医生的指导下进行吐纳练习，避免不当操作导致病情加重。例如，对于心脏病患者来说，过于剧烈的呼吸练习可能会引发不适，因此应选择温和的方式来进行。而对于患有呼吸道疾病的患者，则需要特别注意呼吸的节奏和深度，以免造成呼吸困难等情况。

## 生命在五禽戏中得以延续

东汉名医华佗，以其卓越的医学造诣和对养生之道的深刻理解，在总结前人经验的基础上，创编出一套独特的健身方法——五禽戏。这套拳法模仿了自然界中虎、鹿、猿、熊、鸟五种动物的动作和姿态，每一种动作都蕴含着特定的养生智慧，不仅能够锻炼身体，还能调养心灵。五禽戏是一种外动内静、刚柔相济的功法，通过模仿这五种动物的动作，练习者可以在动静之间找到身心的和谐统一。

五禽戏中的每一个动作都被精心设计来对应人体的某一脏器：虎戏主肝，鹿戏主肾，猿戏主心，熊戏主脾，鸟戏主肺。虎戏通过模仿老虎的力量与敏捷，可以增强肝脏的功能，促进胆汁分泌，帮助排毒解毒；鹿戏则模仿鹿的轻盈跳跃，有助于肾脏的保养，增强腰部力量，改善生殖系统健康；猿戏借鉴了猿猴的灵活多变，能够活跃心肺功能；熊戏模拟了熊的沉稳厚重，可以调理脾胃，促进消化吸收，增强体力；鸟戏则效仿鸟类的优雅飞翔，主要作用于肺部，帮助清理呼吸道，提升呼吸系统的效率。通过这一系列的动作，五禽戏既能够锻炼内脏器官，又可以强化肌肉骨骼，达到内外兼修的效果。

练习五禽戏不仅可以强身健体，还具有显著的心理调节作用。在现代生活中，人们面临着各种各样的压力和挑战，长期处于紧张状态容易导致情绪波动、睡眠质量下降等问题。而五禽戏作为一种温和而有效的运动方式，能够在锻炼身体的同时，帮助练习者放松心情，缓解焦虑和抑郁。例如，模仿老虎的动作时，需要集中注意力，保持身体的平衡和协调，这不仅有助于锻炼肢体力量，还能培养专注力和耐心；模仿鹿的跳跃动作，则可以让人心情愉悦，感受到自然界的灵动之美；猿戏的灵活多变则能激发创造力，使人思维更加敏捷；熊戏的沉稳厚重有助于培养内心的宁静和平和；鸟戏的优雅飞翔则让人体验到自由和舒展，带来心灵上的放松与满足。

华佗的弟子吴普练习五禽戏多年，“年九十余，耳目聪明，齿牙完坚”，充分证明了五禽戏对于延缓衰老、保持身心健康的重要作用。通过长期坚持五禽戏的练习，许多人都感受到了显著的变化：精力充沛，免疫力增强，慢性病症状减轻，甚至一些常见的老年疾病也得到了有效控制。此外，五禽戏还能够帮助改善睡眠质量，提升记忆力和专注力，使人精神焕发，充满活力。

## 八段锦适合年老体弱者

八段锦，作为一种流传千年的传统健身术，在我国民间广为流传。它由八种不同的动作组成，每一段动作都针对身体的不同部位进行锻炼，从而达到调养全身的效果。早在宋代，《八段锦》的专著就已出现，详细记载了这种健身术的具体方法和益处。八段锦不仅动作简单易行，而且不受场地限制，无论是室内还是户外，都能随时随地进行练习。它的独特之处在于每一段动作都有明确的运动重点，综合起来可以对五官、头颈、躯干、四肢、腰、腹等全身各个部位进行全面的锻炼，使气血流畅，体力日健，精力充沛。

八段锦的设计初衷就是为了保健而设，尤其适合年老体弱者。随着年龄的增长，人体的各项功能逐渐衰退，骨质疏松、肌肉萎缩、关节僵硬等问题日益突出。对于老年人来说，剧烈的运动往往难以承受，而八段锦则提供了一种温和而又有效的锻炼方式。通过柔和的动作和深长的呼吸，八段锦不仅能增强体质，还能改善心肺功能，促进血液循环，缓解慢性疾病带来的不适感。例如，第一式“两手托天理三焦”可以帮助调节上中下三焦的功能，促进体内气血的流通；第二式“左右开弓似射雕”则能有效拉伸肩部和胸部肌肉，增强手臂力量；第三式“调理脾胃须单举”有助于按摩胃肠道，促进消化吸收；第四式“五劳七伤往后瞧”则通过头部的转动，放松颈部肌肉，缓解颈椎压力。这些动作看似简单，却能在潜移默化中为身体带来诸多益处。

在练习八段锦时，必须根据个人的体质情况来决定运动强度。正如俗话所说，“能者多劳”，体质较好的人可以根据自身情况适当增加运动强度，延长练习时间；而对于体质较弱的人，则应选择较为轻松的节奏，逐步提升耐力和灵活性。重要的是，无论何种体质的人都应遵循循序渐进的原则，避免因过度运动而导致损伤。

八段锦强调的是持之以恒，而不是一蹴而就。每天坚持练习一段时间，哪怕是短短的十分钟，也能感受到身体的变化。长期坚持下来，你会发现自己的体力逐渐增强，精神状态更加饱满，甚至一些常见的老年病症状也会有所减轻。

八段锦不仅是一种身体上的锻炼，更是一种心灵上的修行。在现代社会中，人们常常面临着各种各样的压力，尤其是老年人，退休后的生活节奏放缓，心理上容易产生孤独感和失落感。而八段锦通过柔和的动作和深长的呼吸，能够帮助练习者放松心情，缓解焦虑情绪。每一次的练习都是一次与自己内心的对话，让思绪得以沉淀，心灵得到滋养。尤其是在清晨或傍晚，找一个安静的地方，伴着轻柔的音乐，缓缓地完成每一个动作，那种宁静与和谐的感觉会让人感到无比舒适。此外，八段锦还可以成为一种社交活动，许多社区都会组织集体练习，大家可以一起交流心得，分享经验，增进彼此之间的感情。

## 骑自行车，绿色健康出行

骑自行车，这一绿色环保的出行方式，正逐渐成为现代人追求健康生活的时尚选择。骑自行车不仅能有效锻炼身体，增强心肺功能，还能燃烧脂肪，塑造身材。在骑行过程中，人们需要克服阻力，调动全身肌肉，这不仅有助于增强腿部力量，还能提高身体的协调性和平衡感。此外，骑自行车还能让人们亲近自然，享受户外的阳光和新鲜空气，这对缓解压力、改善心情有着积极作用。

随着城市交通拥堵和环境污染问题的日益严重，骑自行车作为一种绿色、健康的出行方式，正受到越来越多人的青睐。

## 瑜伽，身心合一的修行

瑜伽，这一源自印度的古老修行方式，如今已成为全球范围内广受欢迎的养生运动。瑜伽通过一系列体位法、呼吸法和冥想的练习，旨在实现身心的和谐统一。在瑜伽的练习中，人们需要专注于每一个动作，感受身体的伸展与放松，同时配合深长的呼吸，以达到放松身心、增强柔韧性和平衡力的效果。瑜伽不仅有助于改善体态，增强身体力量，还能调节内分泌系统，缓解焦虑和压力，提升整体生活质量。

在宁静的环境中，随着轻柔的音乐，沉浸在瑜伽的世界里，人们仿佛找到了心灵的避风港。

## 头脑运动，防止迟钝

人脑是由数以亿计的细胞组成，是人体运动与精神运动的神奇总指挥。中医认为“脑为元神之府”，脑是精髓和神明高度汇集之处，人之视觉、听觉、嗅觉、感觉、思维、记忆力等，都是由于脑的作用，这说明脑是人体极其重要的器官，是生命要地。目前，患阿尔茨海默病的患者在 65 岁以上人群中达 10%，并有逐年上升的趋势。人们在谈及健康长寿之道时，无不关心怎样拥有一个健全而智慧的头脑。养生之道贵在健脑，健脑是健身的关键。

脑是身体的一部分，要想有一个好脑筋，必须有一个好身体；要养成健康有规律的生活习惯，力求把生活规律调整得像一座自鸣钟一样；还要懂得如何控制自己的感情，不要让不愉快的事老缠着你；不要依靠吃药来增进脑的健康，而要依靠勤奋地、反复地学习，因为智慧的高低主要依赖于脑内神经元线路的连接是否足够丰富，而这种连接又是经过复杂的学习过程才能建立起来的。

“脑愈用愈灵”“不用则废”的格言是对的，但也别忘了给大脑充分的休息。要做到应当工作的时候就认真工作，应当休息的时候就轻松休息，这样可以大大增强思维能力并提高工作效率。

中医养生与运动保健之间存在着密切的联系和互补性。中医养生注重阴阳平衡、气血调和等理论原则的应用；而运动保健则通过适量的运动来锻炼身心、增强体质。虽然中医养生与运动保健对于我们的身体健康有着诸多益处，但要想真正达到预期的养生效果还需要我们付出持续的努力，持之以恒。

# 房事养生处方

**问** 历史上的皇帝由于有三宫六院七十二妃，所以需要房事养生。那现代社会，还用房事养生吗?

**答** 房事不可无，成年人没有房事不利于养生；房事不可多，多了也不利于健康。

欲求长寿，切不可纵欲，也不可绝欲。

房事养生，古称“房中术”，是中医养生学的重要组成部分。众多养生家和医学家都极为重视房事养生对健康和寿命的影响。房事养生不仅仅是关注性生活本身，更是通过合理调节性生活，达到强身健体、延年益寿、优生优育的目的。

《黄帝内经》对房事养生就有阐述。书中指出，房事过度会损伤肾精，导致早衰、疾病缠身甚至缩短寿命。而适度的房事则有益于身心健康，能够调和阴阳，增强体质。历代医家和养生家都强调，房事养生的关键在于“节欲保精”，即不可纵欲，也不必禁欲，而应顺应自然规律，合理安排性生活。

## 节宣有和可葆精

历代养生家将保精护肾视为养生的根本法则，在葆精护肾方面首重节欲。由此经历了从戒欲到节欲到制欲，再到人不可无欲的思想变迁。

传说彭祖有言：“上士别床，中士异被，服药百裹，不如独卧”，主张独卧以养生。早期的道家如老子等认为情欲对人体有害，主张“少私寡欲”。

而中医历来持“节欲”的观点，历代医家大多推崇“节欲葆精”。《吕氏春秋》载“知早涩则精不竭”，提出应当节制情欲，过之则伤人的道理。后世刘完素也说：“精太劳则竭。”朱丹溪教人收心养心，告诫道：善于养生的人，要远离床帏，各自珍重，保全元和。

欲求长寿，切不可纵欲，也不可绝欲。如《备急千金要方》所言：“苟能节宣宜适，抑扬其通塞者，可以增寿。”李鹏飞在《三元参赞延寿书》中写道：“男女居室，人之大伦。独阳不生，独阴不成。人道有不可废者。”指出男女之事是人之常情，谓之“人道”。《黄帝内经》承认七情六欲是人的天性，不可抑制，也不可使其太过，过犹不及。《素问·上古天真论》提到入房过度，则会伤肾；酒醉入房，真阴容易耗竭，不知道满足，是“半百而衰”的原因，因此切不可酒醉后行房。《论语》中则要求青少年戒色节欲，认为青少年时，精血尚未充足，身体发育还未成熟，若纵欲过度，则有损健康。

张景岳总结了“制欲”的思想。他说，现在的人只认为禁欲即是养生，殊不知心有妄动，精气也会随之耗散消亡，只知禁欲而不知制心，又有什么用呢？“制欲”即控制自己内心的情欲，做到节宣有和，才能增寿。

至于节宣的具体实行方法，各家都有很多精辟的论述。如朱丹溪所说：“于夏必独宿。”孙思邈则提出不同年龄之房事次数。他说：“二十者，四日一泄；三十者，八日一泄；四十者，十六日一泄；五十者，二十日一泄。”还有许多类似的观点，这些观点可以总结为：青年人倡导晚婚，中年人当重节欲，而老年病弱之人应当断欲。这个观点对于现代人的补肾养生同样存在现实指导意义和实用性。

在现代社会，虽然生活方式和观念发生了很大变化，但节欲葆精的原则仍然具有重要的现实意义。现代医学研究表明，适度的性生活有益于身心健康，能够增强免疫力、缓解压力、改善睡眠质量等。然而，过度的性生活则会导致身体疲劳、免疫力下降、精神萎靡等问题。因此，合理安排性生活的频率和强度，避免纵欲和禁欲，是现代人保持健康和延缓衰老的重要措施。

## 房事养生忌宜

### 讲究性卫生

行房要讲究卫生。注意行房卫生是房事保健的一项重要措施。男女双方都要养成睡前洗涤外阴的习惯。因男女外阴部位易藏污纳垢，如细菌、真菌、病毒、衣原体等。男女行房不注意卫生，容易引起很多疾病，甚至还会影响到生殖功能。

### 注意环境适宜

行房要注意环境适宜。中医养生非常强调人与自然的和谐。气候适宜，环境舒爽，人的心情舒畅，气血调和，有利于房事的和谐。

### 性禁忌

行房要注意禁忌、规避不宜。应该禁止与素无感情的女人、孕妇、精力衰竭者、消瘦者、经期的妇女行房事。这句话是从房事卫生、性心理和优生优育的角度说明房事养生中应该禁忌的事项。

行房时要创造一个舒适、安静的性生活环境。中医房事养生学强调，在某些特殊天气、特殊时期不宜进行性生活，否则会损害健康，引起疾病。唐代孙思邈说："凡新沐、远行及疲、饱食、醉酒、大喜大悲、男女热病未瘥、女子月血新产者，皆不可合阴阳。”行房时男女会阴阳合气，因此非常讲究“人和”“阴阳顺乎自然”。醉酒，病中，女性经期、孕期、产后期等均不宜行房，切忌强行交合，同时也不主张滥用春药，纵欲行房。

应注意避免在嘈杂、不洁或不安全的环境中进行性生活。人与天地相应，自然界的剧烈变化会影响人体，打破人体的阴阳平衡，发生气血逆乱，如日食月食、雷电暴击、狂风大雨、山崩地裂、奇寒异热之时，天地阴阳错乱，则不可同房。而不良的居住或生活环境或可影响男女双方的情绪，影响房室质量，有时还会留下心理阴影，因此均需要规避。

房事养生作为中医养生的重要组成部分，具有深厚的历史渊源和丰富的理论基础。通过合理调节性生活，不仅可以增强体质、延缓衰老，还可以提高生活质量，促进家庭和谐。在现代社会，房事养生需要结合现代医学知识和生活方式，注重科学、合理、健康的原则，避免过度纵欲或禁欲，保持良好的心态和生活习惯。

# 娱乐养生处方

问 琴棋书画是如何修身养性的?

答 琴(乐)棋书画,畅情抒志;旅游漫步,开阔胸怀;读书看报,消遣娱乐;花木鸟鱼,怡养性情;种兰布施,怡情养性。

在侍弄花草的同时自然而然地调匀气息，舒展腰身、锻炼筋骨、舒缓情绪，与花草一起呼吸清新的空气，从而达到全面锻炼身体的目的。

娱乐活动，也可以用来养生吗？

在快节奏的现代生活中，人们面临着诸多压力与挑战，身心疲惫在所难免。而娱乐养生作为一种古老且有效的养生方式，能够帮助我们在轻松愉悦的氛围中舒缓压力、调节身心，进而达到养生保健、延年益寿的目的。娱乐养生并非简单的消遣，而是一种通过培养高雅情趣与爱好，将养生融入日常娱乐活动中的智慧生活选择。琴棋书画，读书品茗，垂钓养卉，收藏旅游，舞蹈编织等，均可陶冶情操，颐神养性。

## 音乐养生：聆听生命的和谐旋律

音乐对人的情绪有明显的感染力，这是大家都有体验的。当我们听到轻松愉快的音乐时，会忘却身上的疲劳而觉得心旷神怡；听到哀伤的乐曲时，则觉得压抑、悲伤；在进行曲中行进时，能精神抖擞，有昂首阔步去争取胜利的信心；做体操时有音乐伴奏，随着高扬的旋律，使人增加了健康美好的感受。相反，当听到杂乱的噪声时，人们就会觉得烦躁不安。

我国古代对于音乐与疾病的关系早有研究，在《黄帝内经》中已把宫、商、角、徵、羽五音与人体五脏联系起来，探讨了音乐与人体生理、病理、养生益寿及防病治病的关系，明确了五音、五行和五脏的内在联系。例如，宫音悠扬谐和，助脾健运，旺盛食欲；商音铿锵肃劲，善制躁怒，使人安宁；角音调和，能消忧郁，助人入眠；徵音抑扬咏越，通调血脉，振奋精神；羽音柔和透彻，发人深思，启迪心灵。

根据五音与五脏的对应关系，聆听适合的乐曲即可调理脏腑功能。如养心宜徵调式乐曲，代表曲有《紫竹调》《百鸟朝凤》等；养肝宜角调式乐曲，代表曲有《胡笳十八拍》《蓝色多瑙河》等；养脾宜宫调式乐曲，代表曲有《十面埋伏》《鸟投林》等；养肺宜商调式乐曲，代表曲有《阳春白雪》《黄河大合唱》等；养肾宜羽调式乐曲，代表曲有《梅花三弄》《汉宫秋月》等。

同时，根据生克乘侮的关系，还可以利用某一种情绪抑制人体另一种偏盛为害的情绪，使情绪恢复正常。如昂扬活泼、欢快明朗的音乐能帮助人们消除愁思，《蓝色多瑙河》《春之声圆舞曲》等角调式乐曲可以制约思虑，《滴冰圆舞曲》《喜洋洋》等徵调式乐曲能够减缓忧愁；云淡风轻、凄美滋润的音乐能帮助人们舒缓烦躁愤怒，《梁祝》《汉宫秋月》等羽调式乐曲能够缓和克制急躁情绪，《江南好》《威风堂堂进行曲》等商调式乐曲可以制约愤怒情绪。

国外学者通过对19世纪末以前出生的90名作曲家、指挥家和119名演奏家、歌唱家的寿命所做的调查，得出一个结论：音乐能使人长寿。

现代科学认为，音乐之所以能够治病，因为人体是由许多有规律的振动系统构成的。人的脑电波运动、心脏搏动、肺的舒张或收缩、肠胃之蠕动以及自律性神经活动，都有一定的节奏。当一定频率的音乐节奏与人体内部器官的振动节奏相一致时，就能使身体发生共振，产生心理快感。同时，令优美动听、明朗轻快的音乐声波作用于大脑，能提高人的神经细胞的兴奋性，通过神经和体液的调节，使人体分泌一些有益于健康的激素。它们在调节血流量、改善血液循环、增强胃肠蠕动、促进唾液等消化液的分泌，增进食欲和加强新陈代谢方面都有重要的作用，从而能使人消除疲劳，精力更加充沛，并有利于增强机体的免疫功能，使人延年益寿。

目前，英国、美国、日本等国家的很多医院，都采用音乐治疗法，如每天饭后听三次音乐，以治疗神经性胃炎；让高血压患者听轻松、抒情的音乐，以降低血压；给受惊吓的患者听柔和乐曲，以减缓其紧张感。瑞典的医学研究者证明，对老人播放旋律优美的乐曲，能延缓大脑衰老的速度，唤回失去的记忆。实验证明：清晨，以选用舒伯特和肖邦的钢琴、小提琴独奏、协奏曲或室内乐曲为宜，也可选用其他中速、柔和、抒情的乐曲；早、中、晚三顿饭之间，以选用亨德尔、巴赫或施特劳斯的凯旋曲、弥撒曲、进行曲或圆舞曲为宜，因为这些音乐有助于增强信心，振奋精神和提高竞技能力；晚饭后，宜选用较轻快、活泼的音乐小品；临睡前，选用各种摇篮曲和慢速度的乐曲催眠，效果明显。因此，培养对音乐的爱好，不仅可以丰富人们的生活内容，获得美的享受，而且能增进人体的健康。

## 棋艺养生：智慧博弈中的身心调养

棋，包括中国象棋、围棋、国际象棋、跳棋等形式，不但是紧张激烈的智力竞赛项目，而且也能够有效地锻炼思维，保持甚至增强人的记忆力，使思想更加活跃，有利于身心健康，延年益寿。故自古就有“善弈者长寿”之说。

下棋需要心无杂念，精神集中，全神贯注于棋局，谋定而动，在凝神屏息间获得气功样的调心、调息效应。棋局变化使人精神有弛有张，人体的气血津液、脏腑经络在张弛之间也会得到有益的调整。下棋还可以洁心涤虑，消除烦恼，安神养身。通过下棋有利于培养温和有礼、谦虚谨慎、不急不躁、沉着冷静的良好性情，以及积极进取、排除万难、努力获胜而又不被胜败所乱的定力修养。棋如人生，人生如棋，下棋可以醒悟人生，磨炼心性。

需要注意的是，不要饭后立即下棋。饭后应稍事休息，以便食物消化吸收。若饭后即面对棋局，必然会使大脑紧张，减少消化道的供血，导致消化不良和肠胃病。下棋时不要得失心过重，两军对弈，总会有输有赢，不要因为棋局的输赢而过分激动或争强好胜，要有一笑对输赢的宽阔胸怀，不计较得失，以探讨技艺为出发点和目的，才能心平气和。过度激动易伤身，尤其对老年人十分有害，可诱发中风、心绞痛等疾病。再者，下棋时不要挑灯夜战，老年人生理功能减退，容易疲劳，且不易恢复，若夜间休息减少，身体抵抗力下降，容易发生疾病。更不要嗜棋与赌棋，否则多因贪心和痴迷而致无节制，既易伤害身体又易丧失品行，非常不利于身心健康。最后，不宜对弈快棋。所谓快棋，就是对弈速度快，每一步都有时间限制。它虽能锻炼人的思维敏捷性，但较耗费心神，尤其对老年人和患有心脑血管疾病者不适宜。

# 书画养生：笔墨丹青中的宁静致远

练习书画，既是一种艺术享受，也是一种心理保健法。无论是过去还是现在，书画家大都长寿、健朗，说明习作书画是一种很好的养生方法。书画活动尤其对老年人来说，是一种轻松愉快、挥洒自如、寄情寓兴的文雅活动。它的好处也是多方面的。

## 书画能修身养性

首先，书画活动都要求练习者“专心致志”“心不二用”。人们在临池写字作画时，精神格外集中，意兴特别高昂。这种专心可使人宁心静气，杂念全消，有养心助心之功能，与太极拳、气功有异曲同工之妙。

中医认为：“意以行气，气以行血。”书法绘画必先静心，心情好的时候，能够乐在其中；心情低落时，亦可大笔一挥，悠游其间，以去忧解闷。因此，挥毫可以说是抒发情绪、陶冶性情的心灵良方。

古今书画大师都强调书画家的人品即人格修养的重要性，认为只有人品高，书品和画风才能格调清新，雅而不俗。强调人品修养，就是要书画家养成眼界开阔、心胸博大、温和谦让、虚心求进、平易近人、勤奋好学、助人为乐等优秀的道德品质。通过习练书画，可以调节情绪，疏肝理气，平肝潜阳。有人将经常练习书画者与初学书画者进行对照观察，结果两组人群血压均有不同程度的下降，但经常练习书画者的降压程度明显优于初学书画者。书画疗法有降压作用，是因为人们挥毫之时或潜心欣赏书画时，逐渐排除杂念，忘却病痛。因而可以使郁结的肝气得以疏解，上亢的肝阳得以下降，上升的血压得以降低。

人格修养有利于促进人体健康，这是因为品格高贵的人善于自制，情绪相对稳定，不轻易动怒生气，而这对促进健康是大有好处的。

## 写字作画健身益脑

习书作画时头部端正，两肩平齐，胸张背直，两脚平放。此时精力集中，宠辱皆忘，心正气和，灵活自若地运用手、腕、肘、臂，调动全身的气和力，使全身血气通融，体内各部分功能得到调整，使大脑神经的兴奋和抑制得到平衡，促进血液循环和新陈代谢，并能使全身肌肉保持舒适状态。

写字和作画时，要求气沉丹田，运劲于指端，才能做到“力透纸背”“入木三分”。这是一种用意念引导的功力，含有气功锻炼的要素在内。所以有人把练书法、绘画比作“不练气功的气功锻炼”。不同的是，书画练习摆脱了气功为练而练的单纯，将身心锻炼寓于艺术娱乐活动之中，更能体验到创作后的欢乐和美的享受，因而书法绘画又被人称为“艺术气功”。北宋书法家黄庭坚书论：用笔要旨在于“心能转腕，手能转笔，书字便如人意”。如书写者的提按、顿挫、转折、徐缓、顺逆，而产生线条尖钝、方圆、肥瘦、柔刚、干湿的变化，均说明书法是一种表达意念及练气的运动，对于体能及心性的锻炼都会有帮助。

同时，习书作画离不开文化素质的培养和语言知识的学习，书法、绘画自古而今，从中国风格到国外流派，所涉及的学说、理论与知识非常广泛。对于各种书画知识的学习，有助于人们预防大脑的衰老和退化。

书画的注意事项：

1. 勿过久　每次练习书画的时间不宜过长，每次时间以30～60分钟为宜，不宜操之过急。

2. 勿过劳　绘画时要注意自己的心情，若情绪不良时不必勉强，劳累之时或病后体虚，不必强打精神，本已气虚，再耗气伤身，会加重身体负担，不易恢复。

3. 饭后慎　饭后不宜立即写字作画，饭后伏案会使食物壅滞胃肠，不利于食物的消化吸收。

4. 睡前慎　临睡前1小时不宜进行书画练习，否则会影响入睡。

## 读书养生：书卷多情似故人

读书能养心怡神。古今各种优秀的文化成果，无论是诗词、书画，还是散文、小说，那些深远的意境、广阔的世界、鲜活的故事、优雅的情趣、激扬的精神、深邃的哲理，都能使人心醉神迷、怡然自得、精神欢畅、心灵和谐。品读养生，归根到底在于养心，而此种心境可以调节脏腑机体功能，达到保持健康的目的。

读书还能培养气质。健康的身体需要有健康的心态和良好的素质，很重要的途径就是品读欣赏前人今人的文化成果。"腹有诗书气自华"其实就是一种优雅的精神气质，一种良好的精神境界，一种优秀的心理素质。这种"气自华"是因为"腹有诗书"，是欣赏阅读大量的书画诗词的结果。

读书还可调整情绪。春秋时期的政治家管仲就曾说过："止怒莫若诗，去忧莫若乐。”一书在手，受苦而不悲，受挫而不馁，受宠而不惊，如闲云野鹤，能保持着一种雍容恬雅、潇洒达观的境界。

读书可延缓衰老。中国古代养生家认为，书卷乃养生第一妙物。人的衰老，首先是脑的衰老。大脑用则进，不用则退。读书可使脑功能得到锻炼，预防老年性痴呆，从而提高老年人的生活质量。读书还可获得养生保健知识，更有益于健康长寿。特别是老年人，退休离开工作岗位后，生活中突然缺失了工作环节，会有一段时间的不适应和茫然。如果用读书来填补这一空缺，对一些老年性的生理退化都有较好的预防作用。

读书时要养成正确的品读行为，如制定一个适合自身的品读时间表，持之以恒；饭后活动一会儿再开始品读，使气血流通。不宜长时间坐着不动，要注意调节肢体活动；如极目远眺，伸腰动腿，听听音乐，不宜长时间躺在床上阅读，否则容易阻滞气血运行。

品读书卷是一种高雅的情趣，老少男女皆宜品读养生。然而，并不是所有人都具有这样的天赋，多需要自我培养，持之以恒，养成勤读书、善品鉴、会欣赏的习惯，才能进入养生的境界，收到养生的效果。

## 品茗养生：茶中自有长寿道

品茗养生是指在品尝茶饮的过程中，享受茶茗的韵味、茶友交流的乐趣、饮茶趣谈的氛围，从而获得养生益寿的效果。中国人最早开始饮茶，至今已经有一千五百年的历史。

茶有提神醒脑的功效。对于健康长寿者来说，饮茶更是功不可没。苏轼《浣溪沙》有“酒困路长惟欲睡，日高人渴漫思茶”，没有茶，人就很难清醒脱困。所以疲倦、劳累、酒困之后，人们都寄望于饮茶解困、消倦、醒酒。茶叶中的咖啡碱、茶碱等可使中枢神经系统兴奋，消除疲劳和睡意，振奋精神，提高工作效率。茶能生津止渴、明目利尿、健胃解毒，可降脂减肥、抗菌消炎、抗疲劳、抗辐射、抗病毒、防癌抗瘤、防治冠心病、抗动脉硬化、保护牙齿，是药食两用之品。因此，根据自身状况，经常品饮相应茶叶即可起到保健强身、防治疾病的作用。

品茶时，要养成良好的饮茶习惯。一般认为，最佳饮茶时间在上午，因为上午往往工作强度较大，需要饮茶以提振精神、提高效率。饱餐后、睡觉前均不宜喝茶，更忌浓茶。茶对胃黏膜和大脑的刺激作用会影响食物的消化，也会影响睡眠。空腹一般也不宜饮茶。

茶叶分为绿茶、红茶、乌龙茶、白茶、黄茶、黑茶、普洱茶和再加工茶等。以红茶、绿茶为例，好茶叶主要表现为茶叶粗细色泽均匀、香气馥郁纯正，纯净不掺杂异物，干燥，含水量低。因选材、加工方法有异而使不同茶类呈现不同的口感特征，具有不同的养生保健作用。绿茶为不发酵茶，营养物质在各类茶叶中最高，在中国拥有最多的消费者，其味苦性寒，非常适宜夏季饮用。红茶为全发酵茶，味甘性温，尤适宜体力劳动者、产妇、老弱体虚者和冬季饮用。乌龙茶为半发酵茶，性味介于红、绿茶之间，男女老幼皆宜。因此，选茶品饮，既要考虑质量，还要根据个人喜欢、体质状况和季节，但无论红茶、绿茶、白茶、黑茶等各类茶叶，只要符合个人体质的需要，经常饮用都有益养生。

最后，并非所有的人都适合饮茶。有些疾病患者或处在特殊生理期的人不适饮茶，例如：

1. 神经衰弱患者　不宜在临睡前饮茶。因为神经衰弱者的主要症状是失眠，茶叶含有的咖啡因具有兴奋作用，临睡前喝茶有碍入眠。

2. 脾胃虚寒者　不宜饮浓茶，尤其是绿茶。因为绿茶性偏寒，并且浓茶中茶多酚、咖啡碱含量都较高，对肠胃的刺激较强。

3. 缺铁性贫血患者　因为茶叶中含有的茶多酚易与食物中的铁发生反应，使铁变成不利于被人体吸收的状态，补铁剂会与茶叶中的多酚类成分发生络合等反应，从而降低补铁药剂的疗效。

4. 活动性胃溃疡、十二指肠溃疡患者　不宜饮茶，尤其不宜空腹饮茶。因为茶叶中的生物碱能抑制磷酸二酯酶的活力，其结果使胃壁细胞分泌胃酸增加，胃酸一多就会影响溃疡面的愈合，加重病情，并产生疼痛等症状。

5. 习惯性便秘患者　因为茶叶中的多酚类物质具有收敛性，能减轻肠蠕动，可能会加剧便秘。

6. 处于经期、孕期、产期的妇女　最好少饮茶或只饮淡茶，因为易发生络合反应，出现贫血症。

7. 服药期间不宜饮茶。

## 垂钓养生：静水深流养性情

垂钓养生是指通过钓鱼为主的野外活动，以得到恬淡凝注、悠闲清爽心境的养生方法。钓鱼是我国一项古老的文化传统，“姜太公钓鱼，愿者上钩”中的姜子牙，距今已有数千年，柳宗元“孤舟蓑笠翁，独钓寒江雪”的诗句脍炙人口。自古以来，垂钓就是人们所喜爱的活动。“要使身体好，常往湖边跑”，这是人们通过长期垂钓实践总结出来的一句俗语。垂钓于江海湖塘，空气清新，阳光充足，避开污染，没有噪声，有花丛蝶飞，有山水相依，这样的环境本身就是养生保健的良好因子，可以陶冶情趣，锻炼身体，磨炼意志，凝神静心，尤其对久病康复年老体弱者是一种积极的修身养性、益智养神的好方法。

垂钓养生一般适合于中老年男性。垂钓时，需注意得失心不要太重，不要为鱼而钓，要为钓而钓，要以悠闲娱乐、愉悦身心为主。有收获固然可喜，空手而归也无需失落，把垂钓的良好心境作为最大的成果，才是养生的要领。同时，垂钓时要注意把握自身的健康状态，正确估计自身的健康水平，选择自己喜欢的垂钓场所和感觉舒适的气候环境，不要勉强自己，以防意外发生。风湿症患者应避免此类活动，因近水可使病情加重，身体不适。

最后，垂钓时要注意安全防护，要注意观察、小心操作，避免蜂蜇蛇咬、钓钩刺人等各种不良意外发生。穿着佩戴防晒服、遮阳帽，若条件允许应带遮阳伞，防止太阳灼伤皮肤，又可防骤然雨至。垂钓者，尤其以蚓为鱼饵者，更要特别注意手的卫生。如手直接接触鱼饵则可能污染自用食物与饮水，可能患上寄生虫病。注意安全，不要坐在潮湿处，以免染病。

## 花卉养生：花香四溢润心田

《岭海兰言》说：“牡丹以富贵为花王，真花王也；兰为王者之香，有其德而无其位，素王也。”又说：“兰则仙姿逸韵，有菊花之静，而无其孤；有水仙之清，而无其寒。”《珍珠船》称：“世称三友：竹有节而啬花，梅有花而啬叶，松有叶而啬香，惟兰独并有之。”《群芳谱》更将兰推至崇高之巅：“蜂采百花皆置股间，唯兰则拱背入房，以献于王，物亦知兰之贵如此。”

有人说“读兰如书，善读可治愚”。种兰的过程其实是学习中国传统文化的过程。通过种花，能慢慢地感悟中国传统文化的精华，细细品味做人的道理、人生的意义，逐步懂得什么是高尚的，什么是完美的。在与花草的亲密接触中，领悟其所蕴涵的人文精神，以达到修身养性以及舒心、健身、益寿之目的。

种花的乐趣在于整个过程。种花是一种脑力劳动、体力劳动兼而有之的运动。通过种花，可以锻炼体力、脑力，达到身心愉快、健康长寿之目的。在侍弄花草的同时自然而然地调匀气息，舒展腰身、锻炼筋骨、舒缓情绪，与花草一起呼吸清新的空气，从而达到全面锻炼身体的目的。心静则益康，种花有潜移默化的健身作用。

现代医学、科学及生活实践都证明，老人种花是有益健康的，而且种药还是一种益智、益寿的行为。种花需要掌握各种知识。比如花的构造、色彩、香味等涉及植物学、化学等学科的知识；花卉与光照、温度、空气、土壤、水分、营养元素的关系又涉及自然科学的各个领域。每个爱好花卉的人都希望自己亲手培养的花卉能常开常香，这就要求人要多学习，多动脑，多实践。

花卉养生，适用于中老年人群，男女皆宜。过敏体质人群不适宜。需要注意的是，部分花卉不宜在卧室内摆放，如兰花、百合花易导致失眠；月季花易导致胸闷呼吸困难；松柏类花木影响食欲，对孕妇尤其不好；洋绣球花易使皮肤过敏；夜来香易使高血压和心脏病患者病情加重；郁金香、含羞草容易致使毛发脱落。此类花木不宜摆放于卧室。另外，还有一些花卉有毒副作用，如一品红、含羞草、万年青、郁金香、水仙花、杜鹃花、仙人掌等，若人体不慎触刺，会引起局部红肿、疼痛、瘙痒等过敏性症状。而月季、状元红、紫荆花、夜来香等花卉均有致敏性。

## 旅游养生：行万里路健身心

旅游作为一种多效应的养生方法，不仅可以欣赏自然美景、人文景观，又可锻炼身体、磨炼意志，更可以开阔眼界，丰富知识，增长见识，启迪智慧，舒畅情怀，是一种有益于身心调养的活动。高濂《遵生八笺》载："时值春阳，柔风和景，芳树鸣禽，邀朋郊外，踏青载酒，湖头泛棹。问柳寻花，听鸟鸣于茂林。看山弄水。"由此可见古人对旅游的兴致极高。

我国地域辽阔，海岸线漫长，地形地貌千变万化，气候变化多样，动植物种类繁多，加上历史悠久，众多的文物古迹旷世不衰，遗存至今，遍布祖国各地。这是我们旅游得天独厚的资源，也是祖先留给我们的丰厚恩泽和遗产。

旅游养生，要以郊游为主，适当远游。他乡异国的远游固然很好，但不可能经常进行，最具养生价值和可行性的是短距离、短时间的郊外远足。选取较近的田园旷野、江河湖海、林谷幽泉，或一家游乐，或结友而行，以欢愉畅快的情绪，呼吸新鲜空气，消除郁积为要。

旅游养生男女老少皆宜。青少年以观赏大好河山为主，中年人以开心解压为主，老年人多以养老养生为主。准备旅游时，应考虑季节因素，春季天地气清，万物以荣，春芽初萌，自然生发之气始生，逢春季应顺应自然之生机，踏青便是一项有益活动。夏季天气炎热，暑热之气难耐，此时若去海滨或森林，则可避暑养气。若旅游外出，也应择时而往，避免太阳直射，尤其应当避免长时间在阳光下暴露。傍晚时分，泛舟湖上，观赏荷花，能使人顿感凉爽。秋高气爽的季节，无论登山临水，还是游览古迹，均不失为最使人惬意的黄金季节。冬季，前雪偏多，一般不宜远游，但近处踏雪赏梅，观冰山宝树，看雪天飞絮，也别有情趣。

## 歌舞养生：歌颂生命，舞出健康

因为唱歌有益大脑的逻辑思维，且唱歌时声带、肺部、胸肌等均能得到良好的锻炼。科学家发现，唱歌能使人的血液成分发生变化，有助于提高人体的免疫力，还能显著激活人的情绪。一所国外大学的专家选择了该市一个职业唱诗班的成员作为研究对象，对他们排练之前和之后的血液进行了检验和对比。结果发现，排练之后，这些歌手的免疫系统中像抗体一样发生作用的蛋白质——免疫球蛋白 A 和抗压力激素——氢化可的松的浓度都有了显著提高。

唱歌除了会对心情有潜移默化的影响之外，还能强身健体，加强胸廓肌肉的力量，锻炼出平坦的腹部。它有几个严格的步骤。首先，用口、鼻垂直向下吸气，将气吸到肺的底部，不要抬肩，小腹始终保持收缩状态。背部挺立，脊柱几乎不动，屏住呼吸。然后，再缓缓将气吐出。这就是所谓气息的对抗。在呼和吸的过程中，整个身体都是积极放松的，紧张的部位就是横膈膜、两肋，要把气息控制在这里。平时我们咳嗽或笑的时候，可以明显感觉到它们的支持作用。

跳舞是一种将舞蹈和音乐结合在一起，有益于身心健康的文化娱乐活动。

跳舞还可以增强心肺功能，跳舞时心跳及呼吸加快，心肌收缩加强，可预防冠心病，也可以调节新陈代谢。研究表明：跳舞可以使新陈代谢率增加 60% ~ 80%，如果跳快三步、快四步还会增加更多。有些代谢性疾病患者甚至可以通过跳舞使疾病得到缓解。比如，糖尿病患者跳舞可降低血糖，超重者跳舞可起减肥作用。除此之外，跳舞还可以安定神志，可以缓和神经和肌肉的紧张而起到安神作用，跳起轻快的步舞，当时就可见效。特别是脑力劳动者，可使处于紧张状态的大脑皮质细胞得到放松，获得最佳休息。

**跳舞的注意事项：**

**1. 节奏要适宜，不宜跳过于剧烈的舞蹈**　老年人心血管弹性较差，过于剧烈的舞蹈会使交感神经过度兴奋，导致呼吸加剧，心跳加快，血压骤升，可诱发或加剧心脑血管疾病。

**2. 饱腹慎起舞**　饱腹跳舞会影响消化功能，导致胃肠道疾病的发生。

**3. 寒温要注意**　注意不要让身体骤然降温。跳舞可能会使身体出汗或产生口渴的感觉，所以在跳舞时，不要随意脱衣，以防感冒或引发其他疾病，也不要过多饮冷饮，以免因低温的刺激引发呼吸道、消化道疾病。

**4. 切忌酒后跳舞**　酒能刺激大脑，使心跳加速、血管扩张，酒后起舞还会诱发心绞痛及脑血管意外。

5. **不宜穿硬底鞋** 舞场地面平滑，穿硬底鞋跳舞容易滑倒，要当心扭伤或发生骨折，同时硬底鞋弹性差，地面反作用力也大，对小腿肌腱和关节组织也有损害。

6. **有病当谨慎** 对于心血管疾病患者，跳舞易导致血压升高，诱发心血管病变；患有疝气、胃下垂、脱肛者可能因跳舞加剧症状；患有耳源性眩晕、颈椎病等可能导致头晕症状的人，跳舞常易摔倒，严重者甚至会发生骨折；患有传染性疾病的人更不宜跳舞，以免传染他人，同时也会影响自身康复。

## 编织养生：巧手编织，温暖身心

人在编织时，可凭自己的意愿去发挥才智，不受条条框框的限制，可缓解在其他方面受到的压抑。从事编织时，因精力集中于手上，需要聚精会神地选材、立意、构思、配色等，编织过程中要专心致志，可排除杂念和消除不良因素的刺激，能净化人们的心灵，产生愉快、乐观的好心情，从而促进心理健康，缓解心理压力。

中医认为，人体的十二经中有6条起止于两手的十指端。在编织操作中，手部活动最多的是拇指、示指和中指，分别有手太阴肺经、手阳明大肠经、手厥阴心包经。另外，十指端还有奇穴——十宣穴。在编织时，手持毛线、毛衣针等不停地进行穿拉、缠绕，就会刺激手部各穴位，疏通经络、活血化瘀。编织操作程序需调动双侧大脑和小脑运动中枢神经系统，共同协调、指挥上肢肌肉，带动手指，达到准确无误的要求。编织时手脑并用，两只手的手指及臂肘所有关节、肌肉都参与了运动，促进了局部血液循环和新陈代谢，既增强了上肢关节的功能，又调节了大脑神经功能。手指的运动对脑细胞、神经系统形成良好的刺激，有助于延缓大脑的老化。

娱乐养生，是一种将养生融入日常娱乐活动中的智慧生活选择。通过琴棋书画、音乐舞蹈、花卉种植、旅游远足、舞蹈健身、编织手工等多种方式，我们可以在轻松愉悦的氛围中舒缓压力、调节身心，进而达到养生保健、延年益寿的目的。

# 经络腧穴养生处方

问 我认识的一位朋友其实没有病，可是最近他定时到医院的针灸推拿科找大夫保健，这是什么道理?

答 让我来教给你一些保健的穴位和疏通经络的简单方法。

遍体按摩干沐浴，雨露化春万物理。
揉摩推捏渐次行，舒经活络驻容宜。
自手臂头眼耳鼻，摩腹搓胸多揉脐。
推搓腰肾加捶骶，捋推双腿揉摇膝。
扳趾揉腰拉筋意，搓热足心拍跟底。
旋颈扩胸并举臂，脚心至少八十一。
凡所浴处皆数九，返老还童不为奇。

运用经络腧穴的理论，通过刺激穴位来达到养生的目的，是为经络腧穴养生。经络腧穴养生的方法，主要有针灸、按摩、耳穴、贴敷等。

## 针灸养生

针灸养生，是运用针刺、艾灸等手段刺激经络腧穴，调节人体阴阳气血，从而达到养生保健、延年益寿的目的。《黄帝内经》中早已记载针灸的养生功效，强调其不仅用于治疗疾病，更可用于预防和保健。针灸养生通过疏通经络、调和气血、平衡阴阳，增强人体正气，预防疾病的发生。现代医学研究表明，针灸可以调节神经系统、内分泌系统和免疫系统，促进新陈代谢，增强机体的抗病能力。不过，使用针刺与艾灸手段保健需要较专业的手法进行，因此此处仅对穴位功效、组合配伍及部分手法进行简要介绍。若确有保健需要，建议寻求具有专业资质的人士进行操作。

## 一、调摄督任

大椎穴与关元穴的配合使用，是针灸养生中的经典组合。

大椎穴位于第七颈椎棘突下，是督脉的重要穴位，具有疏通督脉、调节脑部气血、清热除烦、益智提神的作用。针刺大椎穴时，通常选用 30 号毫针，直刺 1 寸左右，得气后留针 30 分钟。

关元穴位于脐下 3 寸处，是任脉的重要穴位，具有温补下元、益气生精、调节生殖系统功能的作用。艾灸关元穴时，可用麦粒大小的艾炷灸 7 ~ 20 壮，或用半枣核大小的艾炷灸 3 ~ 5 壮；若采用艾条悬灸，每次灸 30 ~ 60 分钟，每周 1 ~ 2 次。

这种针灸组合，能够调摄督任二脉，平衡阴阳，对正常人起到保健益寿的作用，尤其适合于长期伏案工作、精神压力大的人群。

## 二、温行气血

气血是维持人体生命活动的基本物质，气血充足且运行顺畅，人体才能保持健康。腹中穴和膈俞穴的配合使用，能够有效促进气血运行。

腹中穴位于脐上 4 寸处，是任脉的重要穴位，与脾胃关系密切，具有补益肺气、鼓舞宗气、温补心阳、促进气血运行的作用。膈俞穴位于第 7 胸椎棘突下，旁开 1.5 寸，是足太阳膀胱经的背俞穴，具有行血分、调节气血的作用。

艾灸这两个穴位时，可用麦粒大小的艾炷灸 20 ~ 50 壮，或用半枣核大小的艾炷灸 5 ~ 7 壮，每周施行 1 次。若采用艾条悬灸，每穴每次灸 30 分钟，每周 3 次。

这种针灸方法适用于动则气短、精力不足、失眠多梦、情志不宁、面色无华等症状的人群。正常人常施此方，可以增强气力，提神醒脑，改善颜面气色。

## 三、宁神益智

四神聪穴（百会穴周围）和涌泉穴的配合使用，是针灸养生中用于宁神益智的经典组合。

四神聪穴位于百会穴前后左右各旁开 1 寸处，具有醒脑提神、安神宁志的作用。涌泉穴位于足底，是肾经的起始穴，具有育阴潜阳、引火归元、强身健体的作用。

这种穴位组合适用于因过度劳累、房事失节、思虑过度、耗伤心血而导致出现健忘失眠、头晕心慌、神疲乏力、短气太息等症状的人群。对于没有症状表现的正常人，按照此法施术，可以强健脑力，提神益智，延缓大脑衰老。

## 四、调养精气

肾俞穴、命门穴、太溪穴和太冲穴的配合使用，是针灸养生中用于调养精气的经典组合。

肾俞穴位于第 2 腰椎棘突下，旁开 1.5 寸，是足太阳膀胱经的背俞穴，具有强腰补肾、生精益髓、增进性功能的作用。命门穴位于第 2 腰椎棘突下，是督脉的重要穴位，具有温补真元之气、壮阳健脑的作用。太溪穴位于内踝尖与跟腱之间的凹陷处，是肾经的原穴，具有滋阴润脏、调节肾经气血的作用。太冲穴位于足背，第一、二跖骨结合部之前凹陷处，是肝经的原穴，具有平肝息风、柔肝养阴的作用。

这组穴位适合用于劳伤日久、精气不足、病后体虚等因素导致的腰膝酸软、神疲乏力、头晕耳鸣、失眠多梦、性功能减退等症状的人群。正常人到了中年以上，常施此方，可以养护精气，延缓衰老。

### 五、容颜三白

阳白穴、四白穴和太白穴的配合使用，是针灸养生中用于美容养颜的经典组合。阳白穴位于眉正中直上 0.5 寸处，是足少阳胆经的穴位，具有润肤紧额、消皱美容的作用。四白穴位于面颊部，瞳孔直下，当颧骨下缘凹陷处，具有改善面部血液循环、调节面部肌肉张力的作用。太白穴位于内踝尖上 3 寸，胫骨内侧缘后际，是足太阴脾经的原穴，具有健脾养胃、促进面部肌肤营养吸收的作用。

这组穴位适合用于面部皮肤干燥、皱纹增多、面色无华等症状的人群，正常人常施此方，可以润肌泽肤，改善面部气色。

## 按摩养生

按摩养生，是通过手法作用于人体的特定部位或穴位，调节气血运行，疏通经络，达到养生保健的目的。按摩养生简便易行，无需特殊器械，随时随地都可以进行，适合于各种人群。

### 一、摩手

两手合掌搓热，如洗手动作，左手紧握住右手背用力摩擦一下，接着右手紧握住左手背摩擦一下。相互共摩擦 100 次（一左一右为一次）。根据中医经络学说，手三阳经是从手走向头，手三阴经是从胸走向手。手是手三阳经和手三阴经的起止点，所以按摩养生先从手做起。摩擦手，能使手上气血调和，十指灵敏，有助于经络畅通，便于后面做其他动作。手部与脏腑有着密切的关系，手部揉搓可起到点穴、按穴，调理五脏六腑和全身经络的作用。

## 二、摩臂

右手掌紧按左手腕里面，然后用力沿臂内侧向上擦到肩膀，由臂外侧向下擦到左手背。如此往复共擦 50 次。之后，再用左手如上法擦右臂 50 次（一往一复为一次）。臂部有 3 个重要关节，位于经络脉路的要道之上，故稍有不适就会影响全身活动。摩臂能促使关节灵活，防止关节发炎，并能通经活络，防止臂膀酸痛。因受寒而臂痛者可加做此功，次数可增加一倍，如能做几百次，疗效会更加显著。但因发炎而臂部热肿痛者，不适合做此动作。

## 三、摩头

先把两掌相贴来回搓擦至两掌发热。接着，两手掌大鱼际处按住下颌，食、中二指按住鼻翼，沿鼻上推至前额，稍用力向两旁分开下推到下颌，再翻向头后两耳上，轻轻推过头顶，再回到前额。这是一次，共推 50 次。接着，用十指指肚或指甲，均匀地轻揉整个头部的发根 10 ~ 20 次。最后，用两拇指由太阳穴附近向头上部推：推至头顶后，五指靠拢向下，推至项部。这算做一次，推 50 次，有助于降低血压。如血压过高，可加至 100 次左右。头为一身之主宰，是诸阳所会、百脉所通，因此要特别注意加以养护。

摩头不仅能够促进头部血液循环，还能缓解精神压力，改善睡眠质量。对于长期处于紧张状态、工作压力大的人群，摩头可以作为一种简单有效的放松方式。此外，摩头还能刺激头皮的毛囊，促进头发生长，减少脱发。建议每天早晚各进行一次摩头，每次约 5 ~ 10 分钟，长期坚持，效果显著。

## 四、摩眼

眼睛是心灵的窗户，其健康状态直接影响到生活质量。摩眼通过按摩眼部周围的穴位，如太阳穴、睛明穴、承泣穴等，能够促进眼部血液循环，缓解眼部疲劳，预防近视和远视。对于长时间使用电子设备的人群，摩眼尤其重要。建议每天进行 2 ~ 3 次摩眼，每次约10 ~ 15分钟，不仅能缓解眼疲劳，还能改善视力。

## 五、摩鼻

鼻子是呼吸系统的重要组成部分，摩鼻能够促进鼻腔血液循环，增强鼻腔的抵抗力，预防感冒和鼻炎。通过按摩迎香穴、鼻翼两侧，可以缓解鼻塞，改善呼吸。建议每天早晚各进行 1 次摩鼻，每次约 5 分钟。尤其在季节交替时，坚持摩鼻可以有效减少感冒的发生。

## 六、摩胸

胸部按摩能够促进胸腔内气血循环，增强心肺功能。通过按摩胸部的膻中穴、乳根穴等，可以缓解胸闷、呼吸不畅等症状。建议每天进行 1 ~ 2 次摩胸，每次约 10 分钟，尤其适合长期伏案工作、缺乏运动的人群。

## 七、摩腿

腿部按摩能够促进腿部血液循环，缓解腿部疲劳，增强腿部肌肉力量。通过按摩腿部的足三里穴、阳陵泉穴等，可以缓解腿部酸痛，预防静脉曲张。建议每天进行 1 ~ 2 次摩腿，每次约 15 分钟，尤其适合长时间站立或久坐的人群。

## 八、摩足

足部按摩能够缓解足部乃至全身的疲劳，令人身心俱舒。对足底的涌泉穴进行按摩时，可左右各按摩 5 ~ 10 分钟，以酸胀温热为度。施术频率为每周施术 3 次，以 1 个月为 1 个疗程，在深秋和初夏前各施术 1 个月。长期神经衰弱者，每进行 15 次治疗后，休息半月，再继续进行 15 次治疗。

# 拔罐养生

拔罐养生是通过在皮肤表面形成负压，使罐吸附于穴位或特定部位，通过局部刺激，疏通经络，调节气血，达到养生保健的目的。拔罐操作简便，安全有效，适用于多种疾病和亚健康状态的调理。

## 一、调理气血

选取背部膀胱经上的穴位进行拔罐，如大杼穴、风门穴、肺俞穴等。这些穴位与人体的气血运行密切相关，拔罐能够疏通经络，调节气血，适用于气血不足、气虚乏力、头晕目眩等症状的人群。操作时，可采用留罐法，将罐吸附于穴位上，留置 10 ~ 15 分钟，每周 2 ~ 3 次。

## 二、强身健体

选取背部的督脉穴位，如大椎穴、至阳穴等进行拔罐。督脉为阳脉之海，总督一身之阳气，拔罐能够调节督脉的气血运行，增强人体的阳气，提高机体的抵抗力。同时，配合腰部的肾俞穴、命门穴进行拔罐，能够温补肾阳，强身健体。操作时，可采用留罐法，将罐吸附于穴位上，留置 10 ~ 15 分钟，每周 2 ~ 3 次。

## 三、缓解疲劳

选取肩部的肩髃穴、肩髎穴等进行拔罐，配合手臂的曲池穴、手三里穴等。这些穴位与肩部和手臂的气血运行密切相关，拔罐能够疏通经络，缓解肩部和手臂的疲劳，适用于长时间使用电脑、伏案工作导致的肩部酸痛、手臂乏力等症状的人群。操作时，可采用留罐法，将罐吸附于穴位上，留置 10 ~ 15 分钟，每周 2 ~ 3 次。

# 刮痧养生

刮痧养生是通过刮痧板在皮肤表面进行刮拭，使皮肤出现紫红色的斑点或瘀血。通过局部刺激，疏通经络，调节气血，达到养生保健的目的。刮痧操作简便，安全有效，适用于多种疾病和亚健康状态的调理。

## 一、疏通经络

选取背部膀胱经上的穴位进行刮痧，如大杼穴、风门穴、肺俞穴等。这些穴位与人体的气血运行密切相关，刮痧能够疏通经络，调节气血，适用于气血不足，有气虚乏力、头晕目眩等症状的人群。操作时，可采用平刮法，刮拭方向由上向下，每次刮拭15～20次，每周2～3次。

## 二、强身健体

选取背部的督脉穴位，如大椎穴、至阳穴等进行刮痧。督脉为阳脉之海，总督一身之阳气，刮痧能够调节督脉的气血运行，增强人体的阳气，提高机体的抵抗力。同时，配合腰部的肾俞穴、命门穴进行刮痧，能够温补肾阳，强身健体。操作时，可采用平刮法，刮拭方向由上向下，每次刮拭15～20次，每周2～3次。

## 三、缓解疲劳

选取肩部的肩髃穴、肩髎穴等进行刮痧，配合手臂的曲池穴、手三里穴等。这些穴位与肩部和手臂的气血运行密切相关，刮痧能够疏通经络，缓解肩部和手臂的疲劳，适用于长时间使用电脑、伏案工作导致的肩部酸痛、手臂乏力等症状的人群。操作时，可采用平刮法，刮拭方向由上向下，每次刮拭15～20次，每周2～3次。

# 耳穴养生

耳穴养生是通过刺激耳部的穴位，调节人体的脏腑功能，达到养生保健的目的。耳部穴位丰富，与人体的各个脏腑器官密切相关，通过按摩、针刺等方法刺激耳穴，能够调节气血，疏通经络，平衡阴阳。

## 一、宁心安神

选取耳部的心穴、神门穴等进行按摩或针刺。心穴位于耳垂中部，神门穴位于耳屏内侧面。按摩时可用手指轻揉这些穴位，每次按摩 5 ~ 10 分钟，每天 2 ~ 3 次。针刺时可选用细针，浅刺得气即可。此法能够调节心脏的气血运行，缓解心慌、失眠等症状，适用于心律不齐、神经衰弱等症状的人群。

## 二、健脾益胃

选取耳部的脾穴、胃穴等进行按摩或针刺。脾穴位于耳甲腔的后上部，胃穴位于耳轮脚消失处。按摩时可用手指轻揉这些穴位，每次按摩 5 ~ 10 分钟，每天 2 ~ 3 次。针刺时可选用细针，浅刺得气即可。此法能够调节脾胃的气血运行，增强脾胃的运化功能，适用于脾胃虚弱，有食欲不振、消化不良等症状的人群。

## 三、强肾壮阳

选取耳部的肾穴、内分泌穴等进行按摩或针刺。肾穴位于对耳轮下脚下方后部，内分泌穴位于耳屏切迹内。按摩时可用手指轻揉这些穴位，每次按摩 5～10 分钟，每天 2～3 次。针刺时可选用细针，浅刺得气即可。此法能够调节肾脏的气血运行，增强肾脏的阳气，适用于肾虚腰痛、性功能减退等人群。

## 穴位贴敷养生

穴位贴敷养生是通过在穴位上贴敷药物，调节人体的气血运行和脏腑功能，达到养生保健的目的。穴位贴敷操作简便，安全有效，适用于多种疾病和亚健康状态的调理。

### 一、调理气血

选取腹部的中脘穴、气海穴等进行贴敷。中脘穴位于脐上 4 寸处，气海穴位于脐下 1.5 寸处。可选用具有调理气血作用的中药，如当归、川芎、红花等，研磨成细粉，用适量的凡士林调成糊状，贴敷于穴位上，外用纱布固定。每次贴敷 4～6 小时，每天 1 次。此法能够调节气血，疏通经络，适用于气血不足、气虚乏力、头晕目眩等症状的人群。

### 二、强身健体

选取背部的督脉穴位，如大椎穴、至阳穴等进行贴敷。督脉为阳脉之海，总督一身之阳气，贴敷能够调节督脉的气血运行，增强人体的阳气，提高机体的抵抗力。同时，配合腰部的肾俞穴、命门穴进行贴敷，能够温补肾阳，强身健体。可选用具有温阳作用的中药，如肉桂、附子、干姜等，研磨成细粉，用适量的凡士林调成糊状，贴敷于穴位上，外用纱布固定。每次贴敷 4～

6 小时，每天 1 次。此法适用于体质虚弱、容易感冒、有腰膝酸软等症状的人群。

## 三、缓解疲劳

选取肩部的肩髃穴、肩髎穴等进行贴敷，配合手臂的曲池穴、手三里穴等。这些穴位与肩部和手臂的气血运行密切相关，贴敷能够疏通经络，缓解肩部和手臂的疲劳，适用于长时间使用电脑、伏案工作导致的肩部酸痛、手臂乏力等症状的人群。可选用具有活血化瘀作用的中药，如丹参、赤芍、乳香等，研磨成细粉，用适量的凡士林调成糊状，贴敷于穴位上，外用纱布固定。每次贴敷 4 ~ 6 小时，每天 1 次。

经络腧穴养生，包含了针灸养生、按摩养生、拔罐养生、刮痧养生、耳穴养生和穴位贴敷养生的多种方法，涵盖了从头部到脚部的全面养生方案。这些方法不仅操作简便，而且效果显著，适合于不同年龄段和不同健康状况的人群。通过长期坚持，可以有效提升身体素质，预防疾病，延缓衰老，实现健康养生的目标。

# 方药养生处方

一位老中医九十岁了，还在给患者看病，他哪里来的精气神？

老爷子说，我四五十岁时就吃中药保健了。

不是说“是药三分毒”吗？怎么没病的人还要吃药保健呢？我家里有一些朋友送的补药礼品，可是有了好东西，不知怎么用。

无论亚健康的人，还是疾病在身的人，根据中医望闻问切诊断，均可辨别出身心证态，有证态即可用药来调整，纠正身心失调或虚弱，让身心状态更好。

方药养生，顾名思义，是利用中药方剂来调理身体的一种养生方法。它不仅包括内服方药，如膏滋、酒剂、茶剂、丸剂等，也涵盖外用方药，如膏药、药浴、药枕等。这些方药在中医理论的指导下，通过调和人体阴阳、气血，增强体质，预防疾病，达到养生延年的目的。

## 内服方药养生

内服方药养生是通过口服中药方剂来调理身体的一种方法，包括多种剂型，如膏滋、酒剂、茶剂、丸剂等。这些剂型各有特点，适用于不同的养生需求。

### 膏滋

膏滋，又称煎膏，是一种半流体状的制剂。它通过多次煎煮中药饮片，去渣取汁，浓缩后加入阿胶、蜂蜜等收膏而成。膏滋具有滋补养生、调治气血的作用，特别适合慢性病患者和体质虚弱者。例如黄芪膏、参芪膏等，能够增强体质，提高免疫力。

**膏滋的制作方法：**

1. 原料准备　选择适合的中药饮片，洗净杂质。
2. 浸泡　将药材放入陶罐或不锈钢锅中，加入适量清水浸泡，浸泡时间视药材而定，一般为1~4小时。

3. 煎煮　　大火煮沸后，转小火煎煮 1～4 小时，其间根据水量适时加水。

4. 过滤　　用双层纱布过滤去渣，得到药液。

5. 浓缩　　将过滤后的药液静置，取上清液，用小火微沸浓缩，加入糖或蜂蜜，搅拌均匀后装瓶保存。

## 酒剂

酒剂是将中药与酒一起浸泡或煎煮而成的液体制剂。酒具有通血脉、行药势的作用，因此酒剂能够快速发挥药效。例如人参茯苓酒、八珍酒等，适用于气血两虚、肝肾不足等症状。

**酒剂的制作方法：**

1. 冷浸法　　将药材清洗干净，切片或捣碎，放入酒瓶中，加入适量的白酒，密封浸泡 7～30 天。

2. 热浸法　　将药材与酒一起加热煮沸，待冷却后密封保存，浸泡时间可缩短。

3. 煮酒法　　将药材与酒一同煮沸，过滤后饮用。

## 茶剂

茶剂是将中药制成粗末或浸膏，用热水冲泡后饮用。茶剂具有制作简便、服用方便的特点，适合日常养生保健。例如，竹甘清心茶、荷叶凉茶等，能够清热解暑、健脾消食。

茶剂的制作方法：

1. 原料准备　选择合适的中药材，洗净后切碎或研磨。
2. 冲泡　将药材放入茶杯中，加入开水，浸泡5～30分钟。
3. 饮用　可根据个人口味添加糖或蜂蜜。

### 丸剂

丸剂是将中药细粉或提取物制成的球形制剂。丸剂具有药效持久、便于服用的优点，适用于慢性疾病和虚弱性疾病的调养。例如归脾丸、六味地黄丸等，能够补益气血、滋阴补肾。

丸剂的制作方法：

1. 药材准备　将药材研磨成细粉。
2. 加水或蜂蜜　根据需要加入适量的水或蜂蜜，搅拌均匀。
3. 制丸　将混合物搓成小丸，晾干后保存。

## 外用方药养生

外用方药养生是通过皮肤、穴位等途径给药，以达到养生保健的目的，包括膏药、药浴、药枕等多种方法。

### 膏药

膏药是将中药与植物油、铅丹等炼制成的外用制剂。它通过皮肤渗透，发挥疏经活络、活血化瘀的作用。例如三伏贴、风湿膏等，适用于预防感冒、缓解风湿疼痛等。

膏药的制作方法:

1. 药材准备　选择合适的中药材，洗净后切碎。
2. 炸药　将药材与植物油一起加热，炸至药材变色。
3. 炼膏　加入铅丹等，继续加热至成膏状。
4. 摊涂　将膏药涂抹在布料上，待冷却后使用。

## 药浴

药浴是将中药煎汤后，加入浴水中进行全身或局部浸泡。它能够通过皮肤吸收，调节气血，增强体质。例如全身药浴、足浴等，适用于感冒、湿疹、风湿痹证等。

药浴的制作方法:

1. 药材准备　选择合适的中药，洗净后切碎。
2. 煎煮　将药材加水煎煮，取药液。
3. 加入浴水　将药液倒入浴缸中，加入适量热水。
4. 浸泡　在适宜的温度下浸泡 20 ~ 30 分钟。

## 药枕

药枕是将中药置于枕芯或枕套中，通过睡眠时的体温加速药物挥发，起到养生保健的作用。例如菊花枕、决明子枕等，能够清肝明目、安神助眠。

药枕的制作方法:

1. 药材准备　选择合适的中药，洗净后切碎。
2. 装填　将药材装入枕芯中，缝合好。
3. 使用　在睡眠时枕于头下，定期更换药枕。

## 针对不同体质的方药养生方案

在中医理论中，人的体质分为虚证和实证两大类，其中虚证又细分为气虚、血虚、阴虚和阳虚。根据个人的体质类型，选择合适的方药进行养生，可以达到事半功倍的效果。

### 一、气虚体质

气虚体质的人常表现为精神疲倦、四肢无力、食欲不振、容易疲劳等。适合使用补气药，如人参、黄芪、党参等。

**推荐方药：**

1. 黄芪膏

配方　黄芪 1 000g，炼蜜 500g。

制法　将黄芪洗净，加水煎煮 3 次，合并煎液，浓缩后加入炼蜜，搅拌均匀，收膏。

用法　每日早晚各服 1 汤匙，温开水冲服。

功效　补气健脾，增强体质，适用于气虚乏力、面色萎黄等。

---

2. 参芪膏

配方　人参 250g，黄芪 250g，冰糖 100g。

制法　将人参和黄芪加水煎煮 2 次，合并煎液，浓缩后加入冰糖，搅拌均匀，收膏。

用法　每日早晚各服 1 汤匙，温开水冲服。

功效　补气养血，适用于气血两虚所致的体虚乏力、头晕目眩等。

## 二、血虚体质

血虚体质的人常表现为面色苍白、头晕、失眠、健忘等。适合使用补血药，如当归、熟地黄、阿胶等。

**推荐方药：**

1. 当归养血膏

配方　当归 100g，熟地黄 100g，白芍 50g，阿胶 100g，黄酒适量。

制法　将当归、熟地黄、白芍加水煎煮 2 次，合并煎液，浓缩后加入阿胶，用黄酒烊化，搅拌均匀，收膏。

用法　每日早晚各服 1 汤匙，温开水冲服。

功效　补血养阴，适用于血虚所致的面色苍白、头晕目眩、失眠健忘等。

---

2. 阿胶枣仁膏

配方　阿胶 100g，酸枣仁 50g，大枣 100g，冰糖适量。

制法　将酸枣仁、大枣加水煎煮 2 次，合并煎液，浓缩后加入阿胶和冰糖，搅拌均匀，收膏。

用法　每日早晚各服 1 汤匙，温开水冲服。

功效　补血安神，适用于血虚失眠、心悸怔忡等。

## 三、阴虚体质

阴虚体质的人常表现为手足心热、口干咽燥、失眠多梦等。适合使用补阴药，如沙参、麦冬、枸杞子等。

推荐方药：

1. 二冬膏

配方　天冬、麦冬各 100g，蜂蜜适量。

制法　将天冬、麦冬加水煎煮 3 次，合并煎液，浓缩后加入蜂蜜，搅拌均匀，收膏。

用法　每日早晚各服 1 汤匙，温开水冲服。

功效　滋养阴液，适用于阴虚所致的手足心热、口干咽燥等。

---

2. 枸杞子膏

配方　枸杞子 200g，蜂蜜 100g。

制法　将枸杞子加水煎煮 2 次，合并煎液，浓缩后加入蜂蜜，搅拌均匀，收膏。

用法　每日早晚各服 1 汤匙，温开水冲服。

功效　补肝肾，益精血，适用于阴虚所致的头晕目眩、腰膝酸软等。

## 四、阳虚体质

阳虚体质的人常表现为畏寒怕冷、四肢不温、精神萎靡等。适合使用补阳药，如鹿茸、杜仲、淫羊藿等。

**推荐方药：**

### 1. 鹿茸杜仲膏

配方　鹿茸 50g，杜仲 100g，淫羊藿 100g，蜂蜜适量。

制法　将鹿茸、杜仲、淫羊藿加水煎煮 2 次，合并煎液，浓缩后加入蜂蜜，搅拌均匀，收膏。

用法　每日早晚各服 1 汤匙，温开水冲服。

功效　温补肾阳，适用于阳虚所致的畏寒怕冷、腰膝酸软等。

---

### 2. 肉桂杜仲丸

配方　肉桂 50g，杜仲 100g，肉苁蓉 30g。

制法　将肉桂、杜仲、制附子研成细末，用蜜制成丸剂。

用法　每次服用 10g，每日 2 次，温开水送服。

功效　温阳补肾，适用于阳虚所致的腰膝冷痛、小便频数等。

需要注意的是，方药养生必须根据个人的体质和病情，选择合适的方药。切不可盲目用药，以免适得其反。同时，方药的用量要根据个人的体质和病情来调整。一般来说，养生保健用量应低于治疗用量。而某些方药可能对特定人群有禁忌，如孕妇、哺乳期妇女、儿童等，在使用前应咨询专业医生的意见。最后，方药养生的效果需要一定的时间来体现，因此需要坚持使用，不可半途而废。

# “十多八少”养生箴言

多一些运动，少一些应酬。

多一些天然（食品），少一些合成（食品）。

多一些蔬果，少一些肥肉。

多一些蔬汤，少一些鲍翅。

多一些茶饮，少一些烟酒。

多一些休息，少一些加班。

多一些养心，少一些功利。

多一些学习，少一些视频。

人之间多有情有义交流。

多有品有味生活。

## “十不”养生歌

穿衣不过暖，
饮食不过饱，
身劳不过累，
休闲不过安，
运动不过强，
说话不过多，
喜欢不过狂，
郁怒不过暴，
思考不过虑，
名利不过求。

# 后记

修订完这本书稿，已是满园春色。网络上不断传来中青年人的失去健康、失去生命的消息。为鲜活生命的一次次惋惜，使我不由得加快了修改文稿的速度，以冀能快一点告知健康的读者如何继续保持健康，千万不能大意！也告知更多的亚健康读者，赶快行动，从今天开始改变自己的健康理念，改善自己的生活方式，并使健康的生活方式形成常态，坚持下去。对于已经生病的读者而言，这些知识就不够充分了，但也有帮助。

在临床中，作为一名有40余年行医经历的医生，当面对非常信任你的患者时，还是会有很多话要叮嘱。生怕哪句话没说到，患者在治疗过程中又会出现问题，这些话对医生来说是医学常识，但对患者而言却是很重要的知识。许多患者经常会在拿到处方后询问：我还要注意哪些问题，比如如何运动？如何饮食？哪些多吃？哪些少吃？情绪上如何调节？这些问题需要医生指导、患者去遵守的调护方法，我称为“副医嘱”。对患者来说，这些嘱咐跟处方同样重要，但有时在临床上却容易被忽视。我的经验是，跟患者交流越充分，对患者帮助越全面，取得的治疗效果就越好。所以，我看每一位患者都有好几条医嘱，虽然需要时间，但还是要不厌其烦地告诉每位患者，直到口干舌燥。也许这本书可以让我少说话，留点气力为更多患者诊治。

在这本书修订编写的过程中，得到侯森泷、谢晋、陈淇琳同学的帮助，也感谢人民卫生出版社的大力支持。

愿这本书伴随读者朋友们度过健康快乐的每一天！

谷晓红

2025年4月于北京

87